これから
はじめる

周産期
メンタルヘルス

広尾レディース院長
茨城県立医療大学客員教授 **宗田 聡** 著 改訂**2**版

南 山 堂

改訂2版　はじめに

　初版「これからはじめる　周産期メンタルヘルス〜産後うつかな？と思ったら」を出版してから早いもので6年以上経ちました．20年以上前から周産期のメンタルヘルスに関わってきていますが，初版を出版した頃，ようやく医療業界でも妊産婦のメンタルヘルスの大事さなどが理解され始めてきて，関心をもつ助産師・看護師や産婦人科だけでなく精神科や小児科の医師，地域の保健師，病院などで働く臨床心理士など，さまざまな業種の方が興味を持ち，臨床現場で妊産婦のメンタルヘルスに関わりたいというニーズが増えてきた頃でした．その頃は，教科書的な本もなく，周産期メンタルヘルスの基本的なことを学ぶ必要性から拙著が出版され，ありがたいことに今日まで多くの方に読んで使っていただいています．ここ最近では，一般の方々でも産後うつの言葉もだいぶ広まって認知されてきていることから，一般の方の購入も少なくないようです．

　しかし，医療界の進歩はめざましく，5年も経てば随分と新しい知見も増えてきます．また周産期メンタルヘルスに関わる業種や人も格段に増えており，例えば毎年秋に開催されている日本周産期メンタルヘルス学会の参加者も，本書が出版される以前は200人程度でしたが，去年は1,000人を超えており，いかにこの領域が臨床現場において重要であるかがわかると思います．そこで，今回本書の改訂版を出版することとしました．

　今回の改訂で前回から大きく変わったところは，前回では日本における標準的なガイドラインがなかったことから，海外での状況を参考に書いている点が多かったのですが，今回は最近いくつかのガイドラインが出てきたこともあり，それらを取り入れて最新の内容を加筆しています．2022年に妊産婦のメンタルヘルス対策の重要性を踏まえ，日本精神神経学会と日本産科婦人科学会の両学会により「精神疾患を合併した，或いは合併の可能性のある妊産婦の診療ガイド」が作成され，同じ2022年に「統合失調症薬物治療ガイドライン2022」で妊娠期（妊娠前・妊娠中・産後）の薬物治療に関するガイドラインが作成されました．2023年には，日本周産期メンタルヘルス学会が2017年に作成したコンセンサスガイドの改訂版「周産期メンタルヘルス　コンセンサスガイド2023」を公開し，日本うつ病学会からは「双極性障害（双極症）2023」のガイドラインが公表されています．

　本書はいわゆる入門編としての位置付けであり，より詳細な内容や具体的な薬物の使用方法などは，先のガイドラインなどを個別にしっかりと読んで学んでいただければと思い，そのきっかけになるように書き入れました．今回，医学的・専門的な内容だけでなく，初版でも取り入れていたより臨床現場で役立つような情報も加筆修正しています．これらが，まず周産期メンタルヘルスに興味をもったり，日々の日常業務で役立ってくれることを祈っております．

　今回の改訂版の出版にあたり，協力していただいた関係者の皆様に深く感謝申し上げます．

2024年3月

宗田　聡

　周産期メンタルヘルスの研究の歴史をみてみると，それほど古いものではなく，本格的なものは1980年代に入ってからとなり，書籍でBrockington&Kumarの「母性と精神疾患」(1988)が最初になります．その後，海外で使われていたエジンバラ産後うつ病質問票(Edinburgh postnatal depression scale：EPDS)の日本語訳とその妥当性の検討を三重大学の岡野禎治先生が行って，ゆっくりと日本でも関心が高まってきました．そして2004年に第1回の周産期メンタルヘルス研究会による学術集会が開催され，それから年1回開催し，現在の周産期メンタルヘルス学会につながっています．

　20年前にはまだ関心も低く，産婦人科医や精神科医はもちろん，助産師・保健師も周産期におけるメンタルヘルスにはあまり興味がありませんでした．しかし，ここ数年は臨床現場において周産期メンタルヘルスは非常に大きな問題となってきています．そのため，現場の関係者にとって，この新たな周産期メンタルヘルスについて関わっていかなければならない状況となっています．多くの職種の関係者がそれぞれの専門性をもって連携して対応していかなければならないため，単に医学的なことだけを学ぶのではなく，幅広く周産期メンタルヘルスについて知っておかなければなりません．

　この数年，著者は全国の多くの地域の保健所や助産師会，大学教育機関や地域開催のセミナーなどで周産期メンタルヘルスに関する講演を行ってきました．関心が年々高まっている一方で，専門書はいくつか出版されていますが，残念ながら基本的な知識について学ぶための教科書がありませんでした．今，全国あらゆる地域でこの領域の知識をたくさんの関係者に知ってもらう必要があります．周産期のメンタルヘルスについて学ぶことが初めての方も少なくないため，自分で学ぶためのガイド書が必要だと感じていました．学術的に詳細な専門書より，全体を包括的にまとめた入門書の必要性を感じたことから，本書の企画が立ち上がり，まず周産期メンタルヘルスという領域に入ってもらうためのガイド書として読んでもらうことを念頭に書き下ろしました．時期的には日本産科婦人科学会や日本周産期メンタルヘルス学会でガイドラインが検討されていた状況でもあったため，それにできるだけ沿った形で執筆を進めました．

　本書でまずこの領域の全体観を学び，もっともっと周産期メンタルヘルスに強い関心と専門性をもってもらえれば，著者としてこんなにも嬉しいことはありません．

　2017年3月

宗田　聡

目次

II 各論 周産期における精神疾患 16

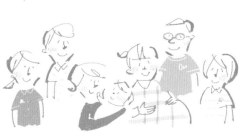

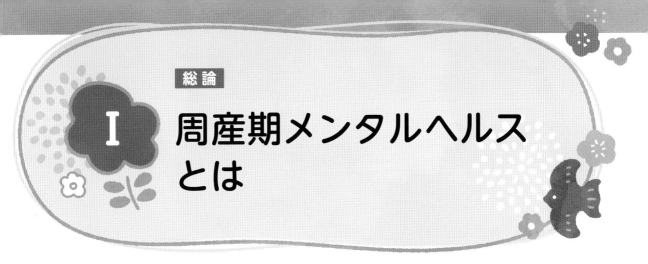

I 周産期メンタルヘルスとは

周産期をとりまく大きな変化

　この10年で日本の周産期医療は大きく変化してきました．20年，30年前の状態と比べれば，明らかに多くの妊婦さんと子どもたちの命が救われてきて，いまや世界の中でもトップの位置にいるといってもよいでしょう．また，毎年200万人が出生していた時代からすると，少子化傾向は年々続いており，最近は年に100万人を切って70万人台の子どもが誕生するような状況になっています．少ない子どもの誕生は，その両親はもちろんのこと，それぞれの家族親族も大きな期待を抱くようになっていき，出産において子どもとお母さんが健康であることが当たり前のように思われているようです．妊娠・出産というイベントが，とても安全で安心なことであるという風潮は，もし子どもやお母さんに何か問題があると家族は非常に心配になり不安となって，そ

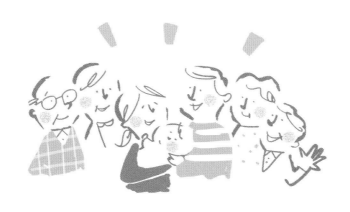

の視線と矛先は医療機関や担当した医療関係者に直接向けられるようになってきました．そのため，多くの医療機関や医療関係者にとっては大きなストレスとなり，周産期の現場から離れていく人がどんどん増えていき，「産科崩壊」とか「お産難民」といった言葉も生まれるようになりました．

　世界トップクラスの安全なお産を守っているのは，高度化された医療機器や多くの知識と技量をもつプロの周産期医療の関係者です．しかし，どんどん増えていく医療業務の一方で，患者さんや家族との密なコミュニケーションも求められるようになり，少ない人員で日々の業務をこなしている現場の人たちにとっては，ますます負担が大きくなるばかりの近年でもあります．また，2024年からは「医師の働き方改革」が始まり，医療現場の環境整備が不十分なまま，勤務時間上限が決まることによる人材不足など現場の混乱も予想されています．

　この多忙と人材不足で喘いでいる現場に，さらなる追い打ちをかけてきているのが妊産褥婦で多く見られるようになってきた精神疾患合併の患者さんではないでしょうか．これまでは身体的な疾患を合併している患者さんを重点的にみていけばよかったのですが，ここに精神的疾患を伴っている患者さんが加わってきたのです．一般に精神疾患を伴っている患者さんの対応には，非常に多くの時間と労力がとられてしまうことが珍しくありません．身体的な問題のように，血液検査の結果や画像検査などで異常がわかればいいのですが，残念ながら精神疾患の多くは目で見てわかるような検査異常もなく，早期発見することも診断することも非常に困難なのです．

精神疾患合併妊娠が増えている！？

 ### 「4大疾病」から「5大疾病」へ

　厚生労働省はこれまで「4大疾病」と位置付けて重点的に対策に取り組んできたがん，脳卒中，心臓病，糖尿病に，新たに精神疾患を加えて「5大疾病」としました．その背景にあるのは，2020年のわが国における精神疾患を有する患者数は600万人を超え，2005年の300万人から倍以上に急増しているからなのです（図I-1）．

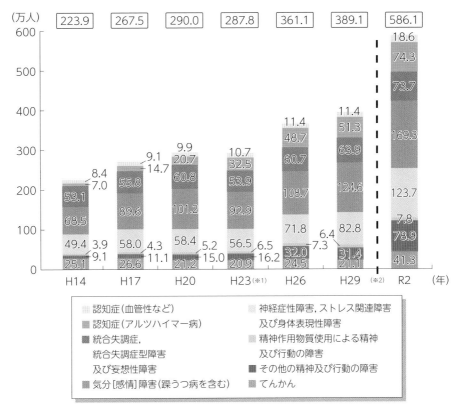

※1) H23年の調査では宮城県の一部と福島県を除いている.
※2) R2年から総患者数の推移方法を変更している. 具体的には, 外来患者数の推移に用いる平均診療間隔算出において, 前回診療日から調査日までの算定対象の上限を変更している（H29年までは31日以上を除外していたが, R2年からは99日以上を除外して算出）.

図 I-1　精神疾患を有する外来患者数の推移（疾病別内訳）

（厚生労働省「患者調査」（R2年）より作成）

 ## 女性は男性の1.6倍！

　そこで近年急増している精神疾患の患者さんの病気の内訳（図 I-1）をみてみると, 従来から大きな問題になっている統合失調症を除くと, 増加しているのはうつ病や躁うつ病と不安障害です. そして, この不安障害は男性より女性のほうが1.6倍と多いことが特徴でもあります. このことは, とりもなおさず妊娠可能な女性の中でうつ病や躁うつ病, 不安障害の患者さんも近年増えてきており, 妊娠前にすでにこれら精神疾患で治療している人も増えていることが推測されます. さらに, これら女性が妊娠したり, 出産して子育てしていることを考えると, 周産期の精神疾患合併も最近になって急増していると考えられます.

周産期メンタルヘルスの流れ

女性のライフスタイルの変化

　それではなぜ，うつ病や不安障害の方たちが増えているのでしょうか？近年の日本における社会環境や人間関係等，多くの要因とそれに伴うストレスなど，さまざまな理由が専門家から分析されています．妊娠期の女性についても，この20年で急激に変わってきている女性のライフスタイルに注目してみると，その理由が見えてきそうです．

　以前は，女性の初婚年齢は25歳より若く，多くが学業を卒業して社会人生活を2～3年して結婚．その頃は，結婚と同時に退職して家庭に入り，20代後半には妊娠・出産を経験していました．しかし，この20年で初婚年齢はどんどん上昇していき，最近はほぼ30歳となっています．そして，最近では「寿退社」なる結婚と同時に退職する女性はほとんどいなくなってきて，結婚後もしばらく仕事を続けることから，妊娠時期もさらに数年遅くなって，第一子を妊娠する年齢も30代に突入してきています（図I-2）．最近では，30代後半の未婚率は4～5人に1人のため（図I-3），30代後半での妊娠も珍しくありません．また妊娠中も仕事を続けている女性が非常に増えてきています．産休・育休をとった後，職場復帰を積極的に考えている女性も増えてきました．

メンタルヘルスに問題をもつ女性が増加

　このように社会人時代が長くなることによって，仕事やプライベートでストレスを抱える女性も非常に増えてきています．独身時代に何らかの精神疾患を患ったり，メンタルヘルスに問題をもつ女性も同様に増えてきています．以前であれば20代で妊娠・出産していたことによってあまり目立つことのなかった疾患が，晩婚化と妊娠の高齢化によって目立ってきてしまったため，その一つとして妊娠前にすでにメンタルヘルスの問題を抱える女性が増えてきているのです．

　もともと産婦人科医は，お産で赤ちゃんを取り上げる，つまり「分娩」に関わる専門の医師です．また助産師も「産婆」と呼ばれていたように，やはりお産に対応するのが仕事でした．30年以上前までは，「分娩学」が主流であり，いかに無事に赤ちゃんを出すかに専門家たちの関心が高く，その後の子育て期間の母体の健康についてはほと

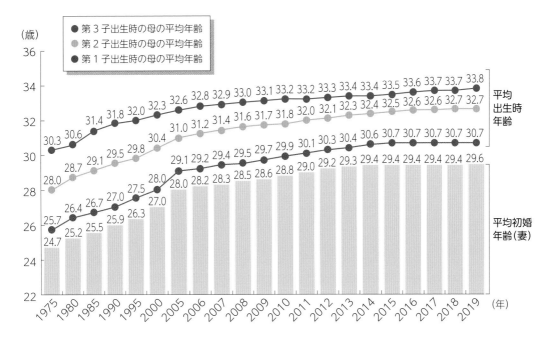

資料：厚生労働省「人口動態統計」（令和3年版　少子化社会対策白書）

図Ⅰ-2　平均初婚年齢と出生順位別母の平均年齢の年次推移

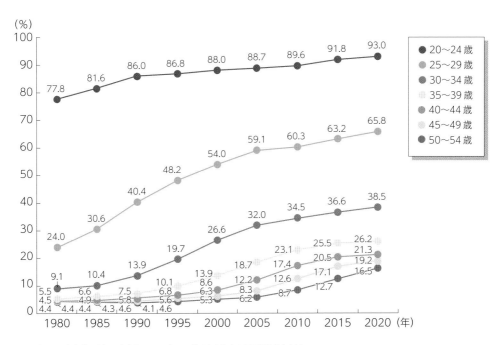

資料：総務省「国勢調査」（2015年及び2020年は不詳補完値）

図Ⅰ-3　年齢階級別未婚率の推移（女性）

んど関心が払われていませんでした.

　その後，多くの医療機器の発展によって，妊娠中の胎児の様子もわかるようになり，それまでの「分娩学」から「妊娠管理学」へと変わっていきました．しかし，やはり出産後の母体のメンタルヘルスについてはほとんど気にされることはありませんでした．おそらく，希望した妊娠を知り，赤ちゃんを産んだ女性の精神状態は安定し，幸福感に満ちているだろう，という神話化された内容に誰も疑問を抱かなかったためかもしれません.

周産期メンタルヘルスの誕生 (表 I-1, 2)

　欧米において，1980年代後半より母体とメンタルヘルスについての関心が高まり，1988年にBrockingtonとKumarが「母性と精神疾患」を出版しました．この頃から欧米ではWomens Healthという概念も確立してきて，大学でも多くの講座がつくられ，ちょうど大人と子どもを分けて考えるために小児科が独立したように，男性と女性も健康に関して分けて考えるようになってきたのです．この中で，女性の一生とメンタルヘルスの関わりで，妊娠から出産，産後のメンタルヘルスも大きく取り上げられるようになったのです.

　産後のうつ病自己チェックシートとして使われていたエジンバラ産後うつ病質問票Edinburgh postnatal depression scale (EPDS)の日本語訳とその妥当性が1996年に岡野ら[1]によって検討されました．また，2004年には日本周産期メンタルヘルス研究会が発足し，2015年に日本周産期メンタルヘルス学会となっています．2012年には，前年の3月11日に起きた東日本大震災後の女性のメンタルヘルスの危機的状況から「周産期メンタルヘルス・ケアに関する提言」(宗田，北村ら)が出されました[2].

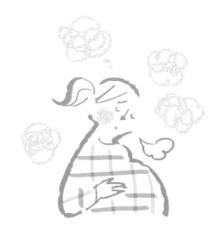

2017年には日本でも初めて「周産期メンタルヘルス コンセンサスガイド」が出ます.

　その後,2022年に統合失調症薬物管理ガイドライン,2023年に日本うつ病学会診療ガイドライン：双極性障害（双極症）で妊娠中や授乳中の薬物治療とその管理について,また「周産期メンタルヘルス コンセンサスガイド」が大幅に改訂となりました.

表 I-1　周産期の精神疾患の分類

- 周産期のうつ病性障害：妊娠中,産後
- 双極性障害（双極症）
- 産褥精神病（postpartum psychosis）
- 周産期の神経症性障害（不安障害など）
- 既往の精神障害の再発と増悪
- 死産や中絶後の悲哀反応
- 身体的疾患（シーハン症候群,産後自己免疫内分泌症候群など）に伴う精神疾患

表 I-2　周産期メンタルヘルスの流れ

	1980年代まで妊娠した女性は幸福感で満たされ,精神的に安定していると信じられていた
1988年	BrockingtonとKumarが「母性と精神疾患」を出版
1996年	岡野らがEPDS*の日本語訳とその妥当性を検討
2004年	日本周産期メンタルヘルス研究会が発足
2012年	東日本大震災後に初めて「周産期メンタルヘルス・ケアに関する提言」（宗田,北村ら）が出る
2015年	研究会から日本周産期メンタルヘルス学会に
2017年	日本で初めて「周産期メンタルヘルス コンセンサスガイド」が出る
2022年	統合失調症薬物管理ガイドライン
2023年	日本うつ病学会診療ガイドライン：双極性障害（双極症）「周産期メンタルヘルス コンセンサスガイド」が改訂

＊EPDS：エジンバラ産後うつ病質問票

周産期のメンタルヘルスの重要性

 妊産婦死亡率と周産期死亡率は世界トップレベルだが？

　30〜40年前の日本の周産期医療は，年間に分娩時に亡くなる母親も少なくなく，出生後の新生児の死亡も世界トップレベルとは言えませんでした．現代でも，先進国以外では20〜40代の女性の死亡原因は分娩という国もまだまだ珍しくありません．しかし，周産期に関わる多くの医療関係者のたゆまぬ努力により，今や世界トップレベルになったと言えるでしょう（図I-4）．

　よく産科医療の話をしていると，「アメリカでは骨盤位は〜」などアメリカの現状が最先端医療であるがごとく語られることも多いですが，実際のアメリカの産科医療の現状はすでに日本に抜かれており，母体死亡率などは日本の7〜8倍もあります（図I-5）．

　今や著者も含め，多くの周産期医療関係者がここまで改善進歩してきた日本の現状にほっとしていたことと思います．ところが，令和5年版自殺対策白書で妊産婦の自殺の実態がはじめて明らかになり，妊産婦の自殺率の高さが公式に確認されました．そして，その多くが何らかの精神疾患を患っていたり，家庭などに社会的経済的問題があることがわかってきました（図I-6, 7, 8, 9）．

　すなわち，妊娠中（妊娠前？）から母体のメンタルヘルスのケア不足と今後のその充実の重要性が認識され，今後はこれらについてしっかり管理していくことで，周産期における自殺を予防できる可能性が見えてきたのです．

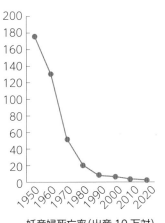

妊産婦死亡率（出産 10 万対）

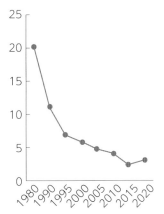

周産期死亡率（出産 1,000 対）

資料：厚生労働省「人口動態統計」より

図 I-4　妊産婦死亡率と周産期死亡率の年次推移

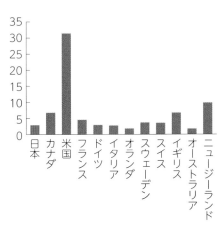

妊産婦死亡率（出生 10 万対）

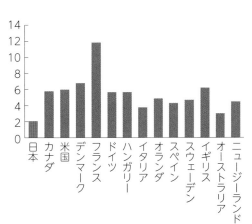

周産期死亡率（出生 1,000 対）

図 I-5　妊産婦死亡率と周産期死亡率の国別比較（2019 年）

（母子保健の主なる統計 2022（母子衛生研究会）より作成）

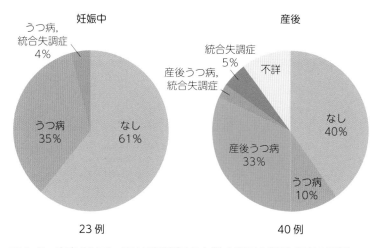

図I-6　東京23区における妊産婦の自殺の背景と精神疾患の関係

（東京都23区の妊産婦の異常死の実態調査（順天堂大学 竹田省，東京都監察医務院 引地和歌子，福永龍繁）より）

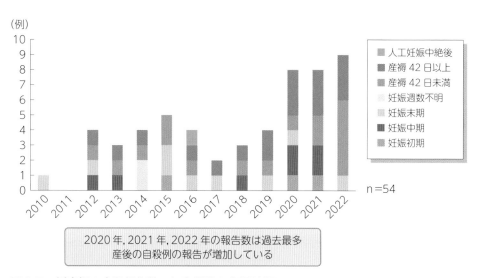

2020年，2021年，2022年の報告数は過去最多 産後の自殺例の報告が増加している

図I-7　妊産婦の自殺報告数の年次推移と自殺時期

（日本産婦人科医会：母体安全への提言2022 Vol.13，p.67，図33）

女性の自殺	20歳代	30歳代	40歳代	その他の年代	合計
女性全体	805	760	1,051	4,485	7,101
妊娠中	12 (66.7%)	4	2	0	18
産後1年以内	10	28 (60.0%)	9 (19.1%)	0	47
計(妊産婦死亡)	22	32	11	0	65
女性死亡の中の割合	2.73%	4.21%	1.05%	0.0%	0.92%
上記該当なし	783	728	1,040	4,485	7,036

図Ⅰ-8　妊産婦の自殺数（令和5年版自殺対策白書）

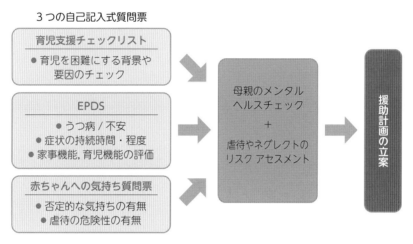

図Ⅰ-9　母親のメンタルヘルスの評価と育児支援のための
　　　　3つの自己記入式質問票の活用

（日本産婦人科医会編：妊産婦メンタルヘルスケアマニュアル. p.91，中外医学社，2021）

増え続けている虐待と産後ケア

　日本においても年々児童虐待の数は増えており，大きな社会問題となっています（図I-10）．特に，0歳児における死亡が多く，その要因として予期せぬ妊娠や十代での妊娠，産後うつをはじめとした精神疾患などがあげられています．

　そのため，妊娠中から産後しばらくは母親のみならず乳幼児とその家族を含めたサポートが非常に重要になってきます．そこで，国は2014年，健康な家族，親子関係を構築するための産後ケア事業として，「妊娠・出産包括支援モデル事業」を立ち上げ，出産直後に休養やケアが必要な産婦に対し，心身のケアや育児のサポート等のきめ細かい支援や休養の機会を提供するように動き出しました．2020年少子化社会対策大綱（第4次）において，2024年には全国展開を目指しています．

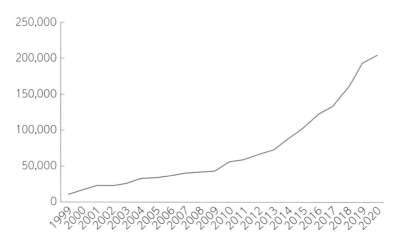

図I-10　児童相談所における虐待相談対応件数推移

（母子保健の主なる統計2022（母子衛生研究会）より作成）

ハイリスク妊婦の抱える問題

 ## 精神科と心療内科 ― どう違うの？

　妊娠期女性でメンタルヘルスに問題を抱えた患者さんは，どこで診てもらうのでしょうか？そもそも，精神科と心療内科との違いはなんなのでしょう．

　心療内科とは，患者さんが内科的な症状（体がだるい，ふらつき，動悸，不眠など）を主に訴えてくる場合に，それがメンタルの問題から引き起こされているケースを診てくれる診療科です．実際には，患者さんの受診のしやすいイメージから，精神科の医師が心療内科としてクリニックを開業していることも少なくありません．メンタルヘルスの問題をきちんと診断して治療するには，やはり専門家として精神科医に診てもらうのが通常なのですが，実際は，心療内科や一般内科，あるいは婦人科で診察を受けていることが珍しくありません．

 ## 精神科は敷居が高い！？

　東京の心療内科医が2002年にうつ病患者330人を対象に行った調査によると，約2/3の患者さんが初診時に一般内科を受診し，最初から精神科専門医を受診した人は10％に満たなかったというデータがあります．患者さんからすれば，精神的な問題も気になっていたとしても，最初から精神科を受診するのは非常に敷居が高く，なかなか相談することが難しいのでしょう．一方，精神疾患の多くが何らかの身体的な異常も伴うため，それらの問題をまず最初に一般内科などで相談するほうが自然に感じるのかもしれません．

　本来心療内科は，内科にかかるような患者さんでその原因が精神的な疾患によるようなケースをメインに診る科です．患者さん側からすれば，メンタルな問題も診てもらいたいけれど精神科は抵抗があるような方が，心療内科であれば比較的抵抗なく受診できるイメージがあるのでしょう．実際，巷の多くのクリニックなどは，精神科医師が診察をしているにもかかわらず心療内科の標榜を掲げていることも多いようです．

　女性の場合，メンタルの問題から月経異常が引き起こされることも多いため，それを理由に最初の窓口として婦人科での相談も少なくありません．軽症のケースでは，

抗うつ薬，安定剤や眠剤などの内服治療にて婦人科で経過をみている患者さんもいます．しかしながら，うつ病と診断されて治療されている患者さんが躁うつ病であったりと，やはり専門家である精神科医のきちんとした診断が必要なケースも少なからずあります．

今後の課題

では妊娠期の女性の場合，何科を受診したらよいのでしょう？例えば，産後うつのケースで最初に受診した精神科ですぐに抗うつ薬を処方されて，同時に授乳を止めるように指導され，困惑している患者さんをよくみかけます．だからといって，産婦人科で積極的にメンタル関連の患者さんを引き受けているところは，まだまだ少ないのが現状です．地域での特性を生かしながら，状況によっては精神科，心療内科，産婦人科が上手に連携をとる方式なども，考えていかなければならないことだと思います．

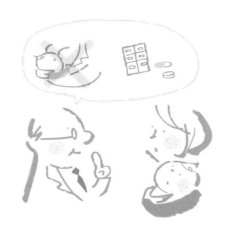

🌸 文 献

1）岡野禎治ほか：日本版エジンバラ産後うつ病自己評価票（EPDS）の信頼性と妥当性．精神科診断学，7：525-533, 1996.
2）日本周産期メンタルヘルス研究会ワーキンググループ：周産期メンタルヘルス・ケアに関する提言．2012年11月10日.

「産後うつ」だけでいいのか？

　10年以上前までは，妊娠期女性の精神疾患問題はほとんど産婦人科の中でみることがなく，対応に迫られるものとしては，合併妊婦としての統合失調症か産後うつくらいでした．数年前頃から，産後うつについては一般の方たちも言葉を知り，多くの場面で問題視されてきました．ところが，最近では「産後うつ」という言葉が一人歩き始めた感が否めず，むしろもともとうつ病や躁うつ病，不安障害，適応障害の既往がある方が，妊娠期にいろいろな症状を見せてくるケースが非常に目立ってきています．産後も人格障害や経済的貧困による母子の問題など周産期に関わるわれわれも，こうしたさまざまなケースについて知っておかなければならず，日々患者さんに対して適切な対応ができるスキルを身につけていかなければならないと思っています．

Ⅱ 周産期における精神疾患

　周産期におけるメンタルヘルスを考えるとき，20世紀までは主に精神疾患合併妊娠としてとらえられていました．その頃の教科書的な分類では，マタニティブルーpostpartum blues，産後うつpostpartum depression，産褥精神病 postpartum psychosis，そして精神疾患の合併妊娠でした（表Ⅱ-1）．そして周産期の教科書でもそれほど多くのページをとられず，非常に内容も薄いものでした．

✤ メンタルヘルスの分類に大きな変化

　21世紀に入り，その分類も大きく変わってきました（表Ⅱ-2）．マタニティブルーは疾患分類からは外され，これを病気としてとらえるのではなく，分娩直後の一時的な体調変化としてとらえられるようになったのです．

　産後うつは，2014年に19年ぶりに改訂された最新版のDSM-5から抑うつ障害群depressive disordersの周産期発症として扱われるようになっています．妊娠中または出産後の4週間以内に気分エピソードが始まっている場合とされ，したがって，妊娠うつ depression during pregnancyと合わせて周産期うつ perinatal depressionと呼ばれるようにもなってきました．

表Ⅱ-1　20世紀までの周産期メンタルヘルスの分類

- マタニティブルー postpartum blues
- 産後うつ postpartum depression
- 産褥精神病 postpartum psychosis
- 精神疾患合併妊娠：統合失調症など

表Ⅱ-2　21世紀の周産期メンタルヘルスの分類

- 周産期うつ perinatal depression
  - ▶ 妊娠うつ depression during pregnancy
  - ▶ 産後うつ postpartum depression
- 双極性障害（双極症）bipolar disorder
- 不安障害 anxiety disorder
- 産褥精神病 postpartum psychosis
- 精神疾患合併妊娠：統合失調症など
- 他疾患による産後の精神症状

一方，DSM-5改訂前までは気分障害としてうつ病と一緒に論じられてきた双極性障害(双極症) bipolar disorderが，独立して双極性障害および関連障害群 bipolar and related disordersとして扱われるようになり，特に産後の発症についても非常に注目されるようになってきています．

その他にも産後のメンタルの問題として，パニック障害などの強迫障害 obsessive-complusive disorder (OCD)や心的外傷後ストレス障害 post-traumatic stress disorder (PTSD)もみられます．

女性は男性の２倍もかかりやすい

もともと抑うつや不安は男性よりも女性の罹患率が高いことが知られています[1]．大うつ病の生涯有病率は男性では12.7％であるのに対して，女性では21.3％と約2倍です．不安障害では男性では19.2％，女性では30.5％と女性の発症は男性の1.6倍です．結婚，妊娠時期が遅くなってきていることから，妊娠前にこれらメンタル疾患に罹患している女性も珍しくありません．そのため，治療中であったり，薬物治療などで一時的に軽快している女性が妊娠したケースも，妊娠中や産後のメンタルヘルスケアとして非常に大きな問題になってきています．

また従来からの産褥精神病や統合失調症などの精神疾患合併に加え，甲状腺疾患や脳腫瘍など他の疾患からくる産後の精神症状もあります．

今回は詳細に入れませんでしたが，流死産などからくる産後の悲哀反応，分娩時や産後のトラブルなどからくる精神的なショックによるPTSDや産後トラウマ，不妊症に関わるメンタルヘルスなども，今後は周産期におけるメンタルヘルスの中で大きな問題になっていくと思われます．

マタニティブルー

　以前までは教科書に必ず取り上げられていたマタニティブルー．最近の雑誌やネットなどでは，気持ちが落ち込んでいる状態（ブルー）が妊娠中や産後にあると，それを「マタニティブルー」と呼んでいたり，産後うつと一緒になっていたり，きちんと区別されていないようですが，妊娠うつや産後うつとはまったく異なるため，注意が必要です．また，産後のメンタルヘルスというとマタニティブルー，産後うつ，産褥精神病の3つがあげられていることが多かったのですが，最近では，マタニティブルーを疾患としては数えず，代わりに双極性障害や不安障害などを含めていることが多いようです（表Ⅱ-2）．

✿ 産後すぐ，一過性のもの！

　出現する時期は，分娩直後から産後7～10日以内にみられます．その多くは一過性の急激な感情の動きや体調変化です．出産後まもなく，体内のホルモンバランスが大きく崩れるために引き起こされる一時的な生理的反応であり，病的なものではないと考えられています．一般に産褥期の女性の15～35%[2]が経験します．症状としては，軽い焦燥感，不眠，食欲不振，疲労，頭痛，涙もろいなどで（表Ⅱ-3），通常は数日から1～2週間程度で自然に治まります．

　しかし，このマタニティブルーになった褥婦の一部は，産後うつとなるハイリスク因子となる[3]ため，その後も慎重にフォローアップをしていく必要があります．

表Ⅱ-3　マタニティブルーの症状

● 不　安	● 疲労感	● 集中困難	● 頭　痛
● 緊張感	● 食欲不振	● 不　眠	● 抑うつ感
● 突然の流涙	● 落ち着きのなさ		

周産期うつ　perinatal depression

　「うつ病」という診断については，アメリカ精神医学会の「DSM-5-TR」（表Ⅱ-4）というマニュアルによって行われています．周産期うつは抑うつ症群の周産期発症に分類

表Ⅱ-4　うつ病の診断基準（DSM-5-TR）

A. 以下の症状のうち5つ（またはそれ以上）が同じ2週間の間に存在し，病前の機能からの変化を起こしている．これらの症状のうち少なくとも1つは，（1）抑うつ気分，または（2）興味または喜びの喪失である．
　注：明らかに他の医学的状態に起因する症状は含まない．

(1) その人自身の言葉（例：悲しみ，空虚感，または絶望を感じる）か，他者の観察（例：涙を流しているように見える）によって示される，ほとんど1日中，ほとんど毎日の抑うつ気分
　　注：児童や青年では易怒的な気分もありうる．

(2) ほとんど1日中，ほとんど毎日の，すべて，またはほとんどすべての活動における興味または喜びの著しい減退（その人の言明，または他者の観察によって示される）

(3) 食事療法をしていないのに，有意の体重減少，または体重増加（例：1ヵ月で体重の5%以上の変化），またはほとんど毎日の食欲の減退または増加
　　注：児童の場合，期待される体重増加がみられないことも考慮せよ．

(4) ほとんど毎日の不眠または過眠．

(5) ほとんど毎日の精神運動興奮または制止（他者によって観察可能で，ただ単に落ち着きがないとか，のろくなったという主観的感覚でないもの）

(6) ほとんど毎日の疲労感，または気力の減退

(7) ほとんど毎日の無価値観，または過剰であるか不適切な罪責感（妄想的であることもある．単に自分をとがめること，または病気になったことに対する罪悪感ではない）

(8) 思考力や集中力の減退，または決断困難がほとんど毎日認められる（その人自身の説明による，または他者によって観察される）．

(9) 死についての反復思考（死の恐怖だけではない），特別な計画はないが反復的な自殺念慮，はっきりとした自殺計画，または自殺企図．

B. その症状は，臨床的に意味のある苦痛，または社会的，職業的，または他の重要な領域における機能の障害を引き起こしている．

C. そのエピソードは物理の生理学的作用，または他の医学的状態によるものではない．
　注：基準A～Cにより抑うつエピソードが構成される．
　注：重大な喪失（例：親しい者との死別，経済的破綻，災害による損失，重篤な医学的疾患・障害）への反応は，基準Aに記載したような強い悲しみ，喪失の反芻，不眠，食欲不振，体重減少を含むことがあり，抑うつエピソードに類似している場合がある．これらの症状は，喪失に際し生じることは理解可能で，適切なものであるかもしれないが，重大な喪失に対する正常な反応に加えて，抑うつエピソードの存在も入念に検討すべきである．その決定には，喪失についてどのように苦痛を表現するかという点に関して，各個人の生活史や文化的規範に基づいて，臨床的な判断を実行することが不可欠である[1]．

D. 少なくとも1つの抑うつエピソードは統合失調感情症でうまく説明できず，統合失調症，統合失調様症，妄想症，または「統合失調スペクトラム症及び他の精神症，他の特定される」および「統合失調スペクトラム症及び他の精神症，特定不能」に重複するものではない．

E. 躁エピソード，または軽躁様のエピソードが存在したことがない．
　注：躁様または軽躁様のエピソードのすべてが物質誘発性のものである場合，または他の医学的状態の生理学的作用に起因するものである場合は，この除外は適応されない．

（日本精神神経学会（日本語版用語監修），髙橋 三郎・大野 裕（監訳）：DSM-5-TR精神疾患の診断・統計マニュアル．p.176-177，医学書院，2023）

されています．DSM-5-TR改訂以前は，うつ病は双極性障害とともに「気分障害」のカテゴリーに位置づけられていましたが，改訂されてからは，「うつ病」と「双極性障害」が別のカテゴリーになり，気分障害という項目はなくなりました．

つまり簡単にまとめると，躁病のエピソードがなく，統合失調障害など他の疾患との重なりがなく，「うつ状態」をメインにした症状が2週間以上つづくものを指して「うつ病」といいます．その中で，周産期に起こるものを「周産期うつ病」と呼び，妊娠中であれば「妊娠うつ」であり，出産後4週以内であれば「産後うつ」となります（図Ⅱ-1）．

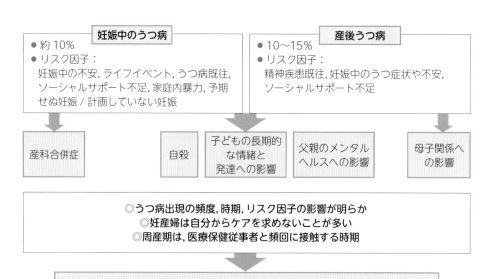

図Ⅱ-1　周産期うつ
（日本産婦人科医会編：妊産婦メンタルヘルスケアマニュアル．p.80，中外医学社，2021）

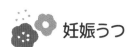 妊娠うつ

8～12人に1人が経験

妊娠期のうつ病有病率（ある時点で病気にかかっている人の割合）は6.5～12.9％[4, 5]といわれていますから，8～12人に1人が経験していることになります．妊娠初期に多くみられ，心理社会的要因（社会的サポートが不十分，予期せぬ妊娠，パートナーとの関係性など）が関わっていると考えられています．

現在，妊娠うつのリスク因子（表Ⅱ-5）としては，若年妊娠や初回妊娠，うつ病など

表Ⅱ-5 **妊娠うつのリスク因子**

- 若年妊娠
- 初回妊娠
- 摂食障害やうつ病など精神疾患の既往歴
- 精神疾患の家族歴
- 経済的問題(貧困など)
- 妊娠に対する配偶者のサポートの度合い
- 家族や友人,パートナーたちとの心理的距離感

精神疾患の既往歴や家族歴,妊娠に対する配偶者のサポートの度合い,家族や友人,パートナーたちとの心理的距離感などがあげられています.多くは,妊娠初期にうつ病を発症し,ほとんどが薬物治療などを必要としないで軽快治癒します.

　妊娠期のうつ病は,その後の産後うつのリスク因子であり,妊娠うつがいったん治ったとしても,分娩後も引き続き慎重に経過をみていく必要があります.妊娠前のうつ病や他の精神疾患の既往歴と同様に,妊娠うつによって妊娠中から出産後のメンタルヘルスについて予防的に知識を学び,定期的に気をつけていくことで,産後のメンタルヘルスの予防や早期発見も可能になっていくことが期待されています.

❋ 早期に発見するのはむずかしい…

　しかし,妊娠の極めて初期の時期にどうしたら早期に発見できるのか,そのために産後に利用しているEPDSなどのような自己評価票が妊娠うつに対しても使えるのかどうか,現場でトライアル中であり,結論はまだ出ていません.

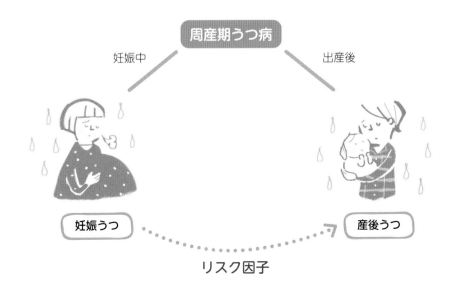

妊娠初期から中期にかけての妊婦健診の間隔が4週間ごとである現在の状況下では，なかなか早期に発見することは困難です．妊娠初期にリスクのある妊婦をいかにピックアップできるか，もっときめ細かいフォローにつなげていけるのか，ということが今後の大きな課題です．

産後うつ

❄ 10人に1人が産後うつに

産後は妊娠していない一般女性よりも高率にうつ病を発症しやすく，産後うつの罹患率は10〜20％にもなります．アメリカでは「7人に1人の女性が周産期にメンタルヘルスの問題が起こります！」と注意を喚起しています．

人種差などは特に言われてはおらず，遺伝的な要因よりむしろ，環境要因としての社会環境によるリスクが与える影響が非常に大きいと考えられています．

症状は，うつ病として多彩な症状がみられます．気持ちの抑うつ状態がつづき，楽しい気持ちと物事に対する興味がなくなってきます．

原因としてはまだ詳細な病態はわかっていません．現時点では，心理社会的環境や文化的なリスクの上に，妊娠・出産に伴う内分泌学的なドラマティックな変化などの生物学的な因子も加わることで発症するのではないかと考えられています．関与が示唆されている生物学的な因子としては，例えば，妊娠中に高レベルであった性ホルモンやコルチゾールの急激な低下があげられます．また，遺伝的要因やエピジェネティックな修飾も寄与する可能性なども提唱されています[6]．しかし，脳内における神経伝達物質や，それらの活性に産後のホルモン動態がどのように関連しているか，などの詳細もまだわかっておらず，いまだ生物学的因子の同定はなされていません．

❄ どんな症状？ (表Ⅱ-6)

産後うつでは，その他の時期のうつ病と同様，気分の落ち込み，楽しみの喪失，食欲，睡眠，意欲などに障害がみられ，罪責感や希死念慮さえ抱くこともあります．さらに，産後の母親のうつ症状は「赤ちゃんの具合が悪い」，「母乳の飲みが悪い」などのような子どもへの心配事や，「赤ちゃんへの愛情が実感できない」，「自分は母親としての資格がない」，「赤ちゃんの世話が十分にできない」といった母親としての自責感や自己評価の低下などの訴えとなります．また，疲れやすい，眠れない，やる気が起きないなどの身体症状は，通常の産後のお母さんでもある程度は感じていることであるため，周囲からみると，単なる産後の寝不足や疲れの蓄積として，それほど大変に思われず，

表II-6　産後うつの症状

- 気分がずっと沈み込む
- 時々泣いてしまう
- 日常生活の活動に興味がもてない
- 「自分が悪い」と感じる
- 以前に比べて，動作や話し方が遅い
- 毎日のように疲労感が続き，気力がわかない
- 自分を価値のない人間(母親失格)と思う
- 家事や育児に集中できない
- 物忘れが多い
- 赤ちゃんのことが過剰に心配でたまらない
- 赤ちゃんのことに無関心になる
- 物事(家事や料理)にうまく対処することができない
- 悲観的にしか物事を考えられない
- この世から消えてしまいたいと考えるときがある(自殺企図)

軽くみられてしまうこともあります．そして，これらのお母さんの抑うつ症状が保健師や助産師，ましてや子どもをみる小児科医などが気づく機会は非常に少ないです．

❊ どんな人がなりやすい？

　発症のバックグラウンドとしては，妊娠前からの精神疾患の既往や，パートナーや実母などからの実質的・情緒的サポートの不足，対人関係のゆがみ，経済，住居環境などさまざまな問題があげられます．直接的誘因としては，妊娠・出産そのものが，内分泌学的にも心理的にも大きな影響を女性の体に与え，これ自体がライフイベントとして，発症に直接的に関係する側面をもっています．また，その他のライフイベントとして，家族の死や重大な病気の発症，事故や災害などがあげられます．このように背景的因子と直接的に誘因となるライフイベントが産後うつの発症に関連しています．それぞれについて，もう少し詳しくみてみます．

　まず出産時の問題ですが，もともと健診していた病院から何らかの理由で母体搬送になって，まったく初めての病院に運ばれて出産となったり，緊急帝王切開になった場合のように，本人の予期せぬ事態が起きて，結果として十分理解，容認される前に分娩となってしまうケースがあります．突然破水したり，早産になってしまうケースもあります．

　胎児・新生児に異常がある場合もハイリスクです．妊娠中に胎児の奇形が見つかったり，早産未熟児のためにNICU (新生児集中治療室)で子どもが管理されているケー

スなどです．突然の胎内死亡や出生直後の新生児の状態悪化なども，母親の精神的な
ダメージが大きくなるため要注意です．

　授乳についても母乳主義や母乳崇拝などの話をネットや雑誌で見ていると，授乳が
うまくいかないときに，自信がなくなったり焦ったりして，ますます心の大きな負担
になります．

　特定妊婦（図Ⅱ-2）のケースも産後うつのハイリスクとなります．具体的には以下の
ようなタイプ（予期せぬ妊娠，精神疾患既往，貧困，若年妊娠など）があてはまります．

　予期せぬ・計画していない妊娠・出産は大きなリスク因子の一つです．特に，若年
妊娠や高齢妊娠などで，妊娠継続を悩んでいるうちに妊娠週数が進んでズルズルと出
産となってしまったケースなどでは，その後の育児に対する気持ちなども最初から問題
があるため，気をつけてみていかなければなりません．妊娠するつもりでなかった，妊
娠について迷いがあった方は妊娠中のうつや産後うつのリスクが非常に高くなります．

　妊娠前にうつ病で通院治療していたり，摂食障害などの精神疾患の既往がある方は
ハイリスクになります．妊娠うつや分娩直後のマタニティブルーもハイリスク因子と
して考えられています．

　職業上の困難も最近は目につくようになりました．パートナーが突然失業したり，
本人が出産後に仕事復帰を考えていたのに，何らかの問題でスムーズに復帰が叶わな
いケースなどがあります．

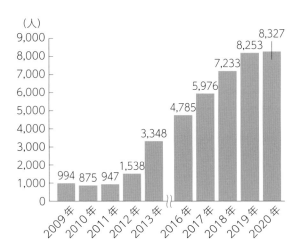

資料：厚生労働省の資料より
2014・2015 年は調査未実施.
2011 年は岩手・宮城・福島を除く.

図Ⅱ-2　特定妊婦数の推移

経済的に困難な状態にある場合は非常にリスクが高くなります．日本ではあまり目立ってはいませんが，若年妊娠やシングルマザー，仕事が不定期な方や経済的に貧困の傾向をもつ人は，妊娠中からのソーシャルワーカーとの相談も含めた管理が必要な方といえるでしょう．

最近は，周囲に家族や友人が少ないため，出産後の家事や育児が負担になっていることも少なくありません．互いの実家が現在住んでいるところから遠いとか，里帰りで親のサポートを期待していたのに，実家の親が病気になったり倒れたりして，里帰りどころか，逆に介護などのサポートをしなければならない状況もリスクが高いといえます．

周囲からのサポートがない方は，早い段階からサポート体制をどうするか相談していかなければなりません．実家が遠方であったり，パートナーが多忙で家に不在のことが多いとか毎日夜遅くに帰宅するケースも出産後に孤立しがちになります．里帰り出産の場合でも，産後1ヵ月ほどの里帰り期間が終わり，自宅に戻ってくると，急に孤立する方がいます．友人関係や産後のサークルなどの集まりで相談できる人を何人か見つけておくことも大切です．

人間関係の悩みは非常に複雑で，かつストレスの大きい問題です．パートナーとの不仲，義父母との関係，実父母との親子関係，親戚との不仲問題，ご近所付き合いやトラブルなどは，思った以上に産後の母親にとって大きな心の負担になります．

周囲の環境が大きく変わることは，目に見えない大きな影響力があります．特に，妊娠や出産を契機に引っ越しを考える家族も少なくありません．当然，それまで住んでいた部屋や家が夫婦だけであったのに対して，新しい家族が増えて子どもの部屋や

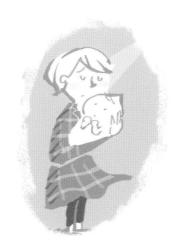

増えた家財道具などを置くスペースも必要になることでしょう．いいタイミングととらえて，妊娠中や産後に引っ越しをされる方もいますが，住居環境が大きく変わることは，産後の母親のメンタルヘルスにとっては，あまりいいこととは考えられません．引っ越しや転居のメリット，デメリットを考えた上で慎重に決めることが必要です．

身近な愛する人を失うようなショックは大きなリスクとなります．また，最近では人に限らず，家族と同様に連れ添った愛犬やネコなどの死も大きな影響を与えるようです．

もともとの性格も大きく影響します．いわゆる「うつ」になりやすいタイプの方，例えば人に頼りたくない，自分でなんでもやりたい性格，とても几帳面で神経質な方などです．

飲酒，喫煙，あるいは麻薬の習慣がある人はリスクが高いことが知られています．おそらく，自分でしっかりと習慣をやめることができない心の気持ちの弱さのある方は，リスクが高くなるのだと思われます．

妊娠前からうつ病，双極性障害（双極症），不安障害の病歴がある方はハイリスクになりますが，妊娠初期の問診などで病歴がつかめないケースも少なくありません．本人が意図的に伝えていない，隠すケースもありますが，逆に本人としては過去にそういう時期はあったが内服などでその後病状が軽快して服薬しなくなると，自己判断で「治った」と思っている方も多いようです．本当に治ったのか，一時的に症状が落ち着いているだけなのか，いろいろなケースがあるため，妊娠中は精神疾患の既往歴について質問の仕方を変えながら，何度か確認することも大切です．家族にうつ病や精神疾患の人がいる，家族歴のある方もリスクが高いことが知られています（表Ⅱ-7）．

表Ⅱ-7　産後うつのリスク因子

- 飲酒，喫煙，あるいは麻薬の習慣がある
- 妊娠するつもりでなかった，妊娠について迷いがあった
- うつ病，双極性障害（双極症），不安障害の病歴がある
- 家族にうつ病や精神疾患の人がいる
- 妊娠中あるいは出産時にストレスとなる出来事があった
- パートナーと不仲，独身のまま妊娠した
- 家族が支援してくれない
- 人に頼りたくない，自分でやりたい性格，几帳面
- 経済的に困難な状態にある
- 周囲からのサポートがない
- 人間関係の悩み
- 引っ越しをする・した
- 職場や人間関係など周囲の環境が大きく変わった
- 身近な愛する人を失う

❋ スクリーニングで絞り込む

　できるだけ早期発見し，早めに治療を行っていくためにはスクリーニングが大切です．現在，日本も含め国際的にエジンバラ産後うつ病質問票（EPDS）が普及しており，日本語版[7]も多くの医療機関や保健所などで広く利用されています．EPDSの詳細については，資料を参照ください（p.76）．

　EPDSはあくまでもスクリーニングであり，診断するものではありません．点数が高いことは，産後うつの可能性が高いことを示唆するものであり，産後うつと診断されるものではないということです．しかし，診断するための構造化面接（SCID）（p.53参照）などをすべての褥婦に行うことは難しいため，まずはEPDSにてスクリーニングを行い，高得点だった人を絞り込んでおく必要があるのです．

　1万人の産後の女性にEPDSを施行した報告では，約14％が高得点であり，さらにSCIDにて診断した結果，高得点であった女性のうち約2/3は産後うつでしたが，1/5は双極性障害でした．

❋ 早期発見と治療やサポートが大切

　産後うつの多くは一般的なうつ病の中では比較的軽症であり，早期発見とメンタルケア，周囲のサポートによって良好な経過をたどります．診断が遅くなったり，なかなかケアやサポートが行き届かないと，精神科専門医による長期間の薬物療法や入院治療が必要になることもあります．

　一般に，産後うつの場合は，先に示したように本人の症状の訴えが育児に対する不

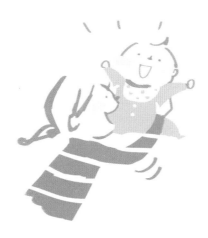

安や母乳の問題などであることが多く，周囲や医療関係者の理解が十分でないと，その背景にあるうつ病の存在に気づかれない場合も珍しくなく，症状が次第に増悪して，うつ状態が持続することもあります．

　周囲のサポート体制は経過において非常に重要であり，もともと母親自身の対人関係でパートナーや家族，近しい人との信頼関係が薄い場合，本人の症状軽快が妨げられるだけでなく，育児自体が困難となってしまうこともあります．

　経済状況が悪いケースや，パートナーとの関係の悪化なども産後うつの増悪因子となるため，産後の家庭事情などの情報も収集しておかないと，これらが症状の慢性化や重症化を引き起こすことがあります．

　産後うつがなかなか治療されずにいると，母親自身の問題にとどまらず，母子関係に大きな影響が出たり，その後の子どもの認知発達にも大きな影響が及びます．母親の家族中における役割は非常に大きく，特に乳児や年少児へ与える影響は子どもの将来にとっても非常に大きなものになります．母親のうつ状態が強くなり，長引けば長引くほど，赤ちゃんの行動や表情などに大きな影響を与えてしまいます．一方，子どもに影響が出ているケースでも，母親が治療され状態が軽快すると，子どもの行動や情緒の問題も解決されます．

　このように，産後うつの早期発見および治療とサポートは，お母さんと子どもの双方にとって必要であることがわかります．

�֎ 産後うつとボンディング障害

　人間では母親と子どもとの間で，子どもが母親（養育者）に対して保護や安全を求める愛着（アタッチメント）が形成され，一方で母親（養育者）は赤ちゃんに愛情を抱いて世話をしたくなる愛着（ボンディング）が形成されます．日本語では同じ「愛着」ですが，形成される方向によって英語では名前が変わってきます．

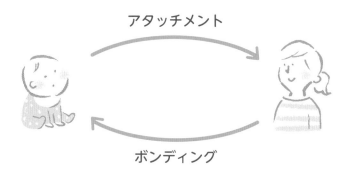

アタッチメント

ボンディング

表Ⅱ-8　ボンディング障害の要因

①環境の要因	母子分離，周囲のサポート不足，低い社会経済階層，未婚の母，不仲な夫婦関係，配偶者からの暴力
②母親の要因	妊娠期・産後のうつ，辛い妊娠体験，辛い出産体験，望まない妊娠，双子の一方の死，以前の死産体験，母親が自身の被養育体験をいかに捉えているか，不安，強迫的気質，未成熟な人格
③子どもの要因	早産児，病気，ハンディキャップ，望まれない性，癇の強さや反応の悪さなど子どもの気質・器質的問題

（日本周産期メンタルヘルス学会：周産期メンタルヘルス コンセンサスガイド2023）

　実は，産後うつのお母さんは，このボンディングの形成がうまくできていないこと（ボンディング障害）がわかってきました．環境省が始めた大規模な国家プロジェクト「エコチル調査(2019)」では，約83,000人の産後1ヵ月時の産後うつとボンディングの程度を評価し調べたところ，特に「育児不安」と「母親感情の欠如」で関連があることがわかりました[8].

　ボンディング障害は，虐待やネグレクトにつながり，子どもの成長や発達にも悪影響を与えます．産後うつもボンディング障害の要因の一つですが，産後うつ以外にもさまざまな要因によってボンディング障害が引き起こされることもわかってきて（表Ⅱ-8），それらを予防したり早期に介入してあげることで，結果として虐待の予防につながっていくことが期待されています．

どんな治療が行われるの？

　スクリーニングによって産後うつが疑われた場合，実際に治療をどうするか決めていくためには専門家による臨床的評価が欠かせません．まず産後の精神状態や身体状況のアセスメントをしっかり行う必要があります．特に睡眠障害や食欲低下による体重減少など，一般的に産後によくみられるようなことはついつい聞き逃しがちです．

　治療は，大きく分けて心理療法と薬物療法があります．早期発見されれば，その多くは心理療法によって治療が可能です．

● 心理療法

　さまざまな心理療法による治療効果はほぼ薬物療法と同等であることがわかっています（表Ⅱ-9, 10）.

● 薬物療法

　薬物療法の場合，この時期は薬物を服用することによって授乳をどうするかという問題が必ず出てきます．医師によっては，薬物療法を優先してしまうため，患者

が「薬を飲んだ場合，授乳はどうしたらいいでしょうか？」と質問すると，「薬は乳汁に一部分泌されるため，授乳は止めてください」と断乳を指示されることもあります．しかし，その後の母子の愛着形成面から考えてみても，できれば断乳による母子の切り離しはできるだけ避けたいところです．もちろん，死んでしまいたい（希死念慮）という気持ちがあったり，心理療法などで症状の改善が見られなかったりするようなケースでは，薬物療法を適切に行って治療をしていく必要もあります．

授乳中に投与される薬剤の中には，いくつか注意しなければならない点があります（表Ⅱ-11）．

抗うつ薬投与によるリスクとベネフィットをきちんと理解して，妊産婦とその家族にも説明していかなければなりません（表Ⅱ-12）．

表Ⅱ-9 精神療法・カウンセリングの対応

CQ18. 妊娠期，産褥期に効果的な精神療法的，カウンセリング的対応は？
推奨
1. 軽度から中等度の抑うつや不安を示す患者の場合，患者の発言を否定せずに，受容的，支持的で共感的に対応する．（Ⅰ）
2. 中等度以上の抑うつや不安を示す患者の場合は，認知行動療法（CBT）を中心に精神療法を行う．（Ⅰ）
3. 産後の情報提供および啓発を目的としたパンフレットの配布，電話や家庭訪問などによる訪問支援を行う．（Ⅱ）

（Ⅰ）強い推奨，（Ⅱ）弱い推奨
（日本周産期メンタルヘルス学会：周産期メンタルヘルス コンセンサスガイド2023）

表Ⅱ-10 マインドフルネスの効果

CQ22. 産前産後の抑抑うつ，マインドフルネスは効果的か？
推奨
1. 産前産後の抑うつ，不安の予防のために，妊娠中にマインドフルネス・プログラムを行うことが望ましい（Ⅱ）
2. 産前産後の抑うつ，不安の低減のために，妊娠中にマインドフルネス・プログラムを行うことが望ましい（Ⅱ）
3. 妊娠中の出産に対する自己効力感，ウェルビーイング（主観的幸福感）および感情抑制を高めるために，妊娠中にマインドフルネス・プログラムを実施することが望ましい（Ⅱ）

（Ⅰ）強い推奨，（Ⅱ）弱い推奨
（日本周産期メンタルヘルス学会：周産期メンタルヘルス コンセンサスガイド2023）

表Ⅱ-11 授乳中に投与する際に注意すべき薬剤

抗うつ薬	三環系抗うつ薬とSSRIのRIDは一般に10%以下であり，児への大きな影響は見込まれない．しかし児への有害事象が症例報告されている薬剤もある． ● エスシタロプラム　　　壊死性腸炎 ● フルボキサミン　　　　重症下痢，嘔吐 ● ブプロピオン　　　　　強直発作　　　　　　　　　日本未販 ● フルオキセチン　　　　腹痛発作　　　　　　　　　日本未販 ● ドキセピン　　　　　　傾眠傾向　　　　　　　　　日本未販
炭酸リチウム	リチウム中毒と関連する症状の報告が数例ある． （児の症状・所見：チアノーゼ，嗜眠，心電図のT波逆位など） 従って ① リチウム以外の治療薬が選択できない場合で， ② 児にリチウム中毒症状が起こりうることについて同意を得た母親にのみ使用することが望ましい． 使用の際，母体の血中リチウム濃度をモニタリングするという報告がある．
抗不安薬	児の有害事象が実証されている薬剤は実際にはほとんどないが，児への有害事象が症例報告されている薬剤も少数ある．また長期投与による中枢神経系への影響は不明であるため，使用状況については考慮する必要がある． ● ジアゼパム　　　　　　傾眠傾向，体重増加不良 ● アルプラゾラム　　　　新生児不適応症候群（突然の中止）
抗精神病薬	授乳中の使用報告数は少ないが，多くは児への大きな影響は見込まれない．しかし児への有害事象が報告されている薬剤もある． ● クロルプロマジン　　　傾眠傾向 ● オランザピン　　　　　傾眠傾向，振戦，神経過敏 ● クロザピン　　　　　　眠気，無顆粒球症

（日本周産期メンタルヘルス学会：周産期メンタルヘルス コンセンサスガイド2023より改変）

表Ⅱ-12 妊娠中の抗うつ薬

CQ 9. 妊娠中の抗うつ薬による薬物療法のリスクとベネフィットは？

推奨

1. 妊娠中の抗うつ薬による薬物療法については，服薬による再発の防止効果などのベネフィットとともに，服薬によるリスクについても説明する．（Ⅰ）
2. 妊娠中に発症あるいは再燃・再発したうつ病患者の薬物療法については，重症度に応じて，抗うつ薬使用を考慮することが勧められる．（Ⅰ）

（Ⅰ）強い推奨，（Ⅱ）弱い推奨
（日本周産期メンタルヘルス学会：周産期メンタルヘルス コンセンサスガイド2023）

治療は，単に医師と患者と2人で行うだけではありません．パートナーをはじめとして，家族や地域の人たちの協力も不可欠です．まず，パートナーや家族が「産後うつ」という病気をきちんと理解して，本人と一緒になって治療に向きあっていかなければなりません．また，地域の保健師や出産した病院の助産師との連携も治療を継続していく上でとても重要なことです．

　最近では，出産後に子どもと一緒に滞在できる産後ケアハウスの役割も大きくなってきました．日中だけ食事を含め赤ちゃんと母親とが一緒に滞在して，夜は自宅に戻って就眠するデイケアタイプのものや，夜もそのまま宿泊する宿泊型のものなど，さまざまな形で母親をサポートすることができます．

❈ さまざまなサポートの形

　生まれたての赤ちゃんの育児は，母親にとってはとても大きな仕事となります．ですから，赤ちゃんの世話を手助けしてあげるだけでも，非常に大きなサポートになります．パートナーであれば，仕事から帰った夜に，あるいは土日の休みの日に赤ちゃんの世話をすることで，母親が解放される時間を作ってあげることが大切です．

　また，互いの両親や友人の助けなどを必要なときに受けられるような環境も大切です．最近では，家事代行業のように時間制で家事を手伝ってくれる会社やシステムもありますので，それを上手に活用することもよいでしょう．

　出産した病院と退院後もコンタクトがとれ，褥婦が困ったことなどを気軽に相談できる体制づくりも必要です．母乳外来などを利用して，一緒にメンタルのことも話を

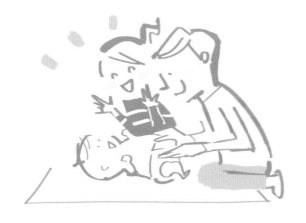

聞いたり，サポートすることも大事です．一方で，自宅に戻ってしまうとなかなかコンタクトをとることが難しい場合もあります．必要に応じては，地域の保健師さんと情報を共有して，切れ目ないサポート体制を作っていくことも必要です．

❊ 動き出した社会的な取り組み

　社会的な取り組みとしては，2011年3月11日の東日本大震災をきっかけに，「妊婦さんやそのパートナーに，健康で充実した妊娠・出産の期間を過ごしてもらいたい．前向きな気持ちでその後育児に向き合ってもらいたい」という想いで作られた，デイリーマタニティ支援メールの「きずなメール」[9]といった携帯電話によるサポートシステムも，多くの市区町村においても活用されています．孤立しがちな褥婦にいろいろな形でちょっとした関わりをもつことが，大きな心の支えとなります．それは産後うつの予防や重症化阻止の一助となります．ほかにもさまざまな形で妊婦や産後の母親のサポートが行われています．詳細はⅤ章(p.66)で取り上げています．

❊ 日本周産期メンタルヘルス学会とは

　産後のメンタルヘルスに関わる医療関係者の情報交換の場として2004年に日本周産期メンタルヘルス研究会が設立されました．その後会の発展に伴い，産後のみならず，妊産褥婦にみられるメンタルヘルス全般への研究会となり，2015年に日本周産期メンタルヘルス学会となりました．また，この学会からは，2012年11月10日に国内初の「周産期メンタルヘルス・ケアに関する提言」[10]も出され，国内におけるそれまでの周産期メンタルヘルス・ケアの不足の再確認と今後の周産期メンタルヘルス・ケアの充実は子どもたちのみならず，養育者さらには社会全体の支援につながる，との具体的な提案をしています．

● 日本周産期メンタルヘルス学会HP
　https://pmh.jp

双極性障害（双極症）　bipolar disorder

❀ 躁状態とうつ状態の2つの顔

　双極性障害（双極症）は，躁うつ病と呼ばれていましたが，躁状態とうつ状態という2つの状態が現れます．世界的には，双極性障害はおよそ100人に1人[11]がかかるといわれています．日本では，500人に1人[12]と，もっと少ないという調査結果がありますが，まだこうした研究が少なく，はっきりしたことはわかっていません．双極性障害の治療には非定型抗精神病薬と気分安定薬が一般的には用いられます（表Ⅱ-13）．

❀ どんな症状？

　躁状態は，気持ちが高ぶり，眠らなくても平気で，次々と新しいアイデアが湧く一方，何事にも集中できなくなり，社会的に逸脱した行動に走ったりして，本人の社会生活に大きな影響を与えることとなります．いつものその人とはまったく違う状態になってしまい，まるで人が変わってしまったように豹変するところがポイントになります．この躁状態を伴う場合を双極Ⅰ型障害，一方，うつ状態と軽い躁状態しかない場合を，双極Ⅱ型障害と言います．

　うつ状態のほうは，症状の上ではうつ病と大きな差はありません．気分が憂うつになり，何事にも興味がもてず，何も楽しいと思えず，身体の調子が重くて疲れやすく，つい自分を責めてしまい，死にたい気持ちになります．身体症状としては，眠れない，食欲がない，身体の動きがゆっくりになってしまう，などです．

　うつ状態と躁状態が綺麗に交互に現れる場合もありますが，一方でうつ状態が非常

表Ⅱ-13　双極性障害の治療

非定型抗精神病薬	
●オランザピン	●リスペリドン
●アリピプラゾール	●アセナピン
●クエチアピン	
気分安定薬	
●炭酸リチウム	●ラモトリギン
●バルプロ酸	●カルバマゼピン

に長期間続くこともあり，その場合，躁状態の時期があったかどうかが診断のポイントになります．状況によっては，躁状態がみられるまでは単極性うつとして診断されて治療されていることもあります．そういった意味では，双極性障害は診断が難しいともいえます．

　およそ60％ほどの方はうつ状態から発症しますが，うつ病と双極性障害のうつ状態の鑑別としては，まずうつ病として中核症状である「抑うつ気分」，「興味や喜びの消失」，「疲労感」のどれかがないことがあげられます．うつ病は不眠・食欲減退することが多いですが，過眠・食欲亢進になります．身体的な訴えはうつ病に比べて少ない一方で，精神病症状（幻覚，妄想など）が多くみられます．双極性障害の家族歴があること，うつ病の発症が早く若年であること，産後すぐにうつ病が発症すること，なども双極性障害の鑑別になります．

❇ 治療について

　治療において，薬物療法は躁状態やうつ状態を改善するだけでなく，再発を防いで症状を安定させるために欠かせません．現在，双極性障害の薬物治療には気分安定薬と抗精神病薬が用いられています．これらの薬は躁状態やうつ状態を治療するだけでなく，再発予防にも非常に有効であるとわかっています．放置したり適切な治療を受けないでいたりすると，何度も再発を繰り返してしまいます．ですから，いったん症状が落ち着いたからといって服薬を止めてしまうと，ほとんどの人が再発します．できるだけ長期間にわたって服薬を継続していくことが大切です（表Ⅱ-14）．

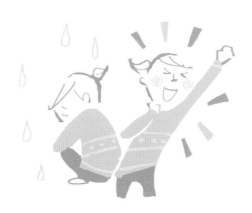

表Ⅱ-14　妊娠中の双極性障害の薬物療法

CQ10. 妊娠中の双極性障害への薬物療法のリスクベネフィットは？

推奨

1. 妊娠前から向精神薬治療を受けている双極性障害患者における妊娠中の薬物療法については，服薬による児へのリスク（表10-1とCQ8，CQ12を参照）とともに，服薬継続による再発防止のベネフィットについても説明する（Ⅰ）.

2. 妊娠中の双極性障害における気分安定薬の使用について，以下の点に注意する.

    (1) リチウムは，抗精神病薬など他の治療薬が効果的でない場合を除いて，妊娠中は使用しないことを推奨する（Ⅰ）.

    (2) バルプロ酸は，表10-1に示す先天異常リスクがあるため，妊娠中は使用しないことを強く推奨する（Ⅰ）. バルプロ酸服用中の患者が妊娠した場合は，服用の中止について話し合うことを強く推奨する（CQ12を参照）（Ⅰ）.

    (3) カルバマゼピンは，抗精神病薬など他の治療薬が効果的でない場合を除いて，妊娠中は使用しないことを推奨する（Ⅰ）.

    (4) ラモトリギンは，重篤な副作用に薬疹があるため，妊婦への使用は，過去の服用歴と安全性が確認され，効果が期待できる患者に留め，可能な限り低用量とすることを推奨する（Ⅰ）.

3. 妊娠中に発症または再燃・再発した双極性障害患者や，再発リスクの高い患者における薬物療法は，それぞれの病相・状態像に応じて非定型抗精神病薬を治療薬とすることを推奨する（Ⅰ）.

（Ⅰ）強い推奨，（Ⅱ）弱い推奨
（日本周産期メンタルヘルス学会：周産期メンタルヘルス コンセンサスガイド2023）

不安障害　anxiety disorder

✻ 女性に多く，年々増えている！？

新しくなったDSM-5では，不安障害 anxiety disordersの下位カテゴリーとしては社会不安障害 social anxiety disorder，パニック障害 panic disorder，全般性不安障害 generalized anxiety disorder，広場恐怖 agoraphobiaなどが分類されています. これまで不安障害に含まれていた強迫性障害と，心的外傷後ストレス障害（PTSD），急性ストレス障害が独立したカテゴリーとして取り扱われるようになりました.

わが国では何らかの不安障害を有するものの数は，生涯有病率（調査時点までの生涯に経験した人の割合）で9.2％，12ヵ月有病率（過去12ヵ月に経験した人の割合）では5.5％でした. その内訳を生涯有病率でみると，特定の恐怖症が最も多く3.4％，次いで全般性不安障害1.8％，パニック障害0.8％でした[12].

アメリカでの有病率はもっと高く，不安障害全体は31.2％，パニック障害の有病率は4.7％でした．不安障害は年々増えていて，アメリカでは今や10人に3人以上が経験する病気と考えられます．不安障害は女性に多く（男性25.4％，女性36.4％），特にパニック障害においては女性は男性の2.5倍と多いことが知られています．

❊ 治療について

治療法は，薬物治療と会話などによる心理療法とがあります．どちらかの方法を単独で治療することもありますが，一般に併用したほうが効果的と考えられています．不安障害に用いられる主な薬は，抗うつ薬と抗不安薬（ベンゾジアゼピン系薬剤）です．ただSSRI（選択的セロトニン受容体阻害薬）のような抗うつ薬は飲み始めてからすぐに効果が出てくるわけではなく，継続的に服用を続けることで効果が出てきます．そのため，最初は抗不安薬を一緒に用いることで早期から症状を抑えていくことが行われます．抗不安薬には，耐性や依存性の副作用があり，使っているうちに薬に身体が慣れてきて効果が弱くなることや，薬が切れると余計に不安が強くなる依存性もあります．長期的に服用し続けることについては，十分慎重に投与することが大事で，長期にわたって予防的に使っていくには抗うつ薬をメインにしていくことも検討されます（表Ⅱ-15）．

心理療法にはさまざまなものがありますが，最近では認知行動療法（CBT）と呼ばれる治療法がよく用いられています．この治療法では，まず不安がなぜ生じるのかなどメカニズムを学んだり，自分の不安がどれくらい現実的なものなのかを吟味したりする学習的な作業を行い，そこからより現実的な行動はどのようなものになるのかを検討していきます．そして，そこで検討された行動を実際に実行してみます．実行する際には，自分が不安になりそうな状況に少しずつ直面していくことがあります．以前

表Ⅱ-15　妊娠中のベンゾジアゼピン系薬物

CQ11．ベンゾジアゼピン系薬剤を内服中の妊婦への対応は？

推奨

1. 妊婦のベンゾジアゼピン（BZ）系薬剤とBZ受容体作動薬の使用は，顕著ではないが流産や児の呼吸器疾患のリスク増加との関連が認められることから，患者の状況を把握し，使用の開始や継続の是非について，慎重に判断することが望ましい．（Ⅱ）
2. もし使用する場合も，非妊娠時と同様，依存性の問題があるため，できるだけ短期間，必要最小量とするべきである．（Ⅱ）

（Ⅰ）強い推奨，（Ⅱ）弱い推奨
（日本周産期メンタルヘルス学会：周産期メンタルヘルス コンセンサスガイド2023）

表Ⅱ-16　周産期における認知行動療法（CBT）

CQ21．周産期の抑うつ・不安に認知行動療法（CBT）は有効か？

推奨

1. 周産期の抑うつ・不安（軽度〜中等度）に対して高強度CBTは有効であり，実施環境が整っていることを前提として推奨する．（Ⅰ）
2. 周産期の抑うつ・不安（軽度〜中等度）に対して助産師・看護師・保健師が行う低強度CBTは有効であり，実施環境が整っていることを前提として推奨する．（Ⅰ）
3. 周産期の抑うつ・不安（軽度〜中等度）に対してインターネットを用いたCBTやガイドブックを使用した低強度CBTは有効であり，環境が整っている前提での実施が望ましい．（Ⅱ）

（Ⅰ）強い推奨，（Ⅱ）弱い推奨
（日本周産期メンタルヘルス学会：周産期メンタルヘルス コンセンサスガイド2023）

なら不安になって混乱していたような場面で適切な行動がとれるようになり，それを繰り返していくことによって，自信も少しずつでてきて，次第に不安になりにくくなることをねらっています（表Ⅱ-16）．

　治療をどれくらい続ける必要があるかは，それぞれ個人の症状によってさまざまです．特に薬物治療は急に中断すると，また具合が悪くなることがあります．服用していた薬の中断や減量から1週間以内に生じる具合の悪さは再発ではなく，薬のリバウンドで生じている可能性もあります．また，再発は薬を中断してから数ヵ月以上たってから生じることもあるので，長期にわたって経過をみていかないと再発するかどうかはわかりません．妊娠を計画したい場合，余裕をもって主治医と相談しながら計画的に治療を止めていき，ある程度再発のリスクを見極めた上で，妊娠に向けた活動に入っていくことが最善と思われます．

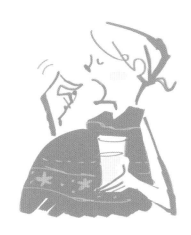

統合失調症　schizophrenia

🌼 100人に1人がかかる身近な病気

統合失調症は，思考や行動，感情などを上手にまとめて一つのことに統合する能力が低下してしまうため，妄想・幻覚・思路障害（考えがまとまらない）・認知機能障害・陰性症状（感情や意欲の低下）などの症状がみられる精神障害です．

およそ100人に1人がかかる，とても身近な病気であり，発症する人の80％は，15歳から30歳の間に発症すると言われています．結婚後に発症する方ももちろんいますが，最近の晩婚化や妊娠の高齢化により，すでに発症して投薬治療を受けている方が，その後妊娠を希望されることも少なくありません．

統合失調症は，一般の発症リスクが約1％であるのに比べて，家族に統合失調症をもつ人のリスクは約10％です．さらに一卵性双生児の1人が統合失調症の場合，もう1人の発症リスクは約50％になります．つまり遺伝的な要因も関与していると考えられています．しかし，遺伝病ではなく，その多くは遺伝的な要因に加えて環境的要因が加わることで発症すると考えられています．

🌼 陽性症状と陰性症状

統合失調症の主な症状には，「陽性症状」と「陰性症状」があります．

「陽性症状」は，実在しない声が聞こえたりする幻聴やあり得ないことを信じ込む妄想などがあります．

幻聴では実際に声はしませんが，本人には人の話し声が聞こえてきます．その内容は悪口や脅しなど怖いものが多いため，本人は苦しみます．

妄想は，誤った考えや内容，実際にあり得ないことを確信している状態です．本人にとっては正しいと思えている内容のため，説明したり説得してもその考えを変えることができません．自分が誰かに見られているとか尾行されているなどの被害妄想や，自分は神の生まれ変わりである，大富豪であるなどの誇大妄想などがあります．

「陰性症状」は，感情の起伏が弱くなり喜怒哀楽に乏しくなって，だんだんと周りに対して無関心，無表情になります．また，意欲がなくなり，やる気が起きなくなって仕事や勉強だけではなく，遊ぶことや好きなことにも関心がなくなります．そして，人間関係も少なくなって，他人とのコミュニケーションも行わなくなり，外出するこ

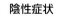
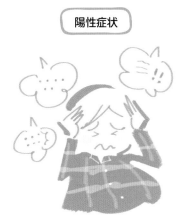
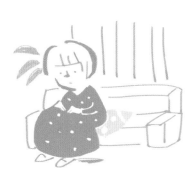

陽性症状　　　　　　　　陰性症状

となく一日中部屋にこもって生活するようになります.

　また統合失調症では認知機能障害,つまり記憶したり,計画を立てたり,物事を判断したりする認知機能能力が低下します.そのため,仕事や生活などに大きな影響を及ぼすようになります.

❋治療について

　統合失調症の治療は,主に薬物治療とリハビリテーションになります.薬物療法による治療は非常に有効で,きちんと治療されていれば,通常の社会生活を行うことができます.しかし,薬物療法を行わない場合は,多くの患者が統合失調症を再発します.ですから,現在治療に関する問題は,統合失調症で服薬を中止してしまう点にあります.あくまでも通常の生活を送れるよう,服薬をきちんと続けることが大切で,もし薬の服用の妨げとなっている問題がある場合は,それを取り除くことで,再び通常の社会生活も送ることができるようになります(表Ⅱ-17).

　主な薬物治療で使われる薬は,定型抗精神病薬や非定型抗精神病薬になります.治療で多剤が使われている場合,妊娠や授乳時に安易に服用を中止したりはせずに,服用を続けた場合のメリットとデメリットを十分検討して,本人や家族とも相談し,原則的には必要最小限の種類と量で服用を継続して,症状の安定や再発を予防することが大事です.

表Ⅱ-17　妊娠中の統合失調症に対する抗精神病薬

CQ 8.　妊娠中の統合失調症に対する抗精神病薬使用のリスクベネフィットは？

推奨

1. 妊娠前から抗精神病薬治療を受けている統合失調症の患者における妊娠中の薬物療法については，服薬によるリスクと服薬継続によるベネフィットについて，本人と家族に説明する．（Ⅰ）

2. 妊娠中の抗精神病薬使用による胎児や妊娠への影響は否定できないが，統合失調症患者が服薬を中止すると症状が再燃する可能性があるため，原則として妊娠中も服薬を継続する．（Ⅰ）

3. 定型抗精神病薬と非定型抗精神病薬の胎児や妊娠への影響の違いは明らかではなく，薬剤個別のリスクとベネフィットの違いも明らかではないため，安定した妊婦に対して薬剤の変更は行わないほうがよい．（Ⅱ）

4. 分娩直前まで抗精神病薬を服薬していた場合，新生児に錐体外路症状や新生児不適応症候群の症状がみられることがあるため，本人と家族への十分な説明と出生児の十分な観察を行う．（Ⅰ）

（Ⅰ）強い推奨，（Ⅱ）弱い推奨
（日本周産期メンタルヘルス学会：周産期メンタルヘルス コンセンサスガイド2023）

産褥精神病　postpartum psychosis

❁ 重症でまれな疾患

　産後にみられる重症な精神疾患で，発症率は0.1〜0.2％とまれな疾患です．しかし，症状が非常に重く，自殺や無理心中などのリスクも非常に高いため，早期診断と入院管理，専門家による投薬治療などが必要でもあります．

　発症時期は，産後数日以内から産後2〜3週間によく発症します．

❁ どんな症状？

　症状としては，産後うつやマタニティブルーと異なり，幻覚，妄想，錯乱などがあります．突然，意味のわからないことを話したり，急に泣いたり笑ったり，日夜問わずに動き回ったり，部屋で無口になって動かなくなったり，まったく食事を摂らなくなったりすることもあります（表Ⅱ-18）．

❁ 治療について

　薬物療法では，抗うつ薬や抗精神病薬が通常よく使われます．身体的療法である電気けいれん療法 electroconvulsive therapy（ECT）が行われることもあります．

表Ⅱ-18　産褥精神病の症状

- 極端な混乱（錯乱）
- まとまりのなさ（支離滅裂）
- 多弁（躁状態）
- 拒食傾向
- 疑い深くなる
- 常識はずれの言動
- いらいらする（焦燥感）
- その場にないものが聞こえたり，見えたりする（幻覚，妄想）
- 常に動き回る

ECTは深刻なうつに非常に高い効果を発揮する治療法で，時には命を救うことにもつながります．

文献

1) Kesseler RC, et al.：Liftime and 12-month prevalence of DMS-Ⅲ-R psychiatric disorders in the United States. Results from the National Comorbidity Survey. Arch Gen Psychiatry, 51：8-19,1994.

2) Okano T, et al.：Endocrine study of the maternity blues. Prog Neuropsychopharmacol Biol Psychiatry, 16：921-932, 1992.

3) Henshaw C, et al.：Postnatal blues：a risk factor for postnatal depression. J Psychosom Obstet Gynaecol, 25：267-272, 2004.

4) Teixeira C, et al.：Anxiety and depression during pregnancy in women and men. J Affect Disord, 119：142-148, 2009.

5) Gavin NI, et al.：Perinatal depression：a systematic review of prevalence and incidence. Obstet Gynecol, 106：1071-1083, 2005.

6) Zonana J, et al.：The neurobiology of postpartum depression. CNS Spectr, 10：792-799, 805, 2005.

7) Wisner KL, et al.：Onset timing, thoughts of self-harm, and diagnoses in postpartum women with screen-positive depression findings. JAMA Psychiatry, 70：490-498, 2013.

8) Kasamatsu H, et al.：Understanding the relationship between postpartum depression one month and six months after delivery and mother-infant bonding failure one-year after birth：results from the Japan Environment and Children's study（JECS）. Psychol Med, 50：161-169, 2020.

9) きずなメール・プロジェクト：https://www.kizunamail.com

10) 日本周産期メンタルヘルス研究会ワーキンググループ：http://pmh.jp/statement 20121205.html

11) Goodwin FK, et al.：Manic-Depressive Illness：Bipolar Disorders and Recurrent Depression. Second Edition. Oxford University Press, 2007.

12) 川上憲人：特定の精神障害の頻度，危険因子，受診行動，社会生活への影響. 平成18年度厚生労働科学研究費補助金（こころの健康科学研究事業）こころの健康についての疫学調査に関する研究　総括研究報告書.

column

 薬は止める？ 続ける？

　妊娠中や授乳中の薬の問題があります．まず周産期における薬剤服用の基本的な考え方を知っておきましょう．

　薬剤を服用するデメリットは，妊娠中はお腹の中の胎児に，そして授乳中は乳汁を通して赤ちゃんに薬がいってしまうということです．そのため，薬剤の種類や量によっては胎内の赤ちゃんに奇形や異常が起こる可能性もあります．授乳中の子どもも薬の副作用が出るかもしれないということです．

　一方メリットは，妊娠中や授乳期でもしっかり服用を続けることで，母体の病気がきちんとコントロールされて安定するということです．

　全体として考えれば，服用を突然中止すると，その後のどこかで病気が再燃して重症になると，結果として子どもにとっても不利益となることから，可能であれば必要最小限の薬を続けることが現実的な対応となっています．実際には，ご本人や家族にメリットとデメリットを説明し，ケースバイケースで一番納得のいく方向で進めていくことがよいでしょう．

応用

Ⅲ 早期発見と 診断のために

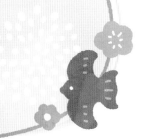

いつから対応する？

　周産期のメンタルヘルスの問題は最近になって非常に大きな問題として注目，取り上げられるようになってきています．1980年代後半から出産後の母親にみられるメンタルの問題に関心が高まったことから始まりましたが，実際には妊娠中，あるいは妊娠前から問題を抱えていることも少なくありません．それではいったい，いつから気にして，どう対応していけばいいのでしょうか．

　1990年代以降になると，産後うつが非常に問題となっていたこともあり，出産後の母親に対して，どうアプローチをとっていくかが重要視されてきました．例えばEPDSなどは産後1ヵ月の頃に行われる自己チェック式のスクリーニング法です．しかし，その後妊娠中でメンタルヘルスに問題があることもあり，それは産後のリスク因子であることがわかってきたことにより，妊娠中から何かできないかと考えられるようになってきました．さらに，産後のメンタルヘルスの問題が見つかった母親の中には，妊娠前からメンタルの問題を抱えている人も少なくないことがわかってきたことから，妊娠前や妊娠がわかった時期から何か対応できないかと模索され始めています．

妊娠を考えるまで

　最近の日本の女性の妊活時期は30代に移ってきています．すなわち結婚をする平均年齢や第一子を出産する年齢が30歳台に入ってきています．また，高学歴化も進み，多くの女性が大学進学をするようになり，結婚後も仕事をしている，そういった社会変化の中で，妊娠前にメンタルの問題を抱えている女性も少なくありません．社会生活のストレスなどによりメンタルヘルスに問題がある方は，その後の環境の変化

や治療によって症状はいったん落ち着きますが，妊娠・出産という大きな変化によって，また症状が再燃してくることもあり，産後メンタルヘルス問題の大きなリスク因子として考えられています．したがって妊娠前からメンタルヘルスの問題に気を使って，健康的な状態でいること，そういう意識をもつことが非常に大切です．しかし，残念なことに現状はあまりそういったメンタルの問題がおよぼす健康面については重要視されることがなく，それが将来の妊娠や出産，育児までに影響がおよぶ可能性があることすら意識されていません．

 ## 妊活中

　不妊治療を行っている夫婦が6組に1組といわれる今日，不妊治療にあたる際にもっとメンタルヘルスに関心を高めて対応していく必要があると思われます．アメリカでは90年代からすでに不妊治療時のメンタルヘルスが注目されて，多くの研究が進んでいます．

　しかし，日本は不妊治療の技術的な面ばかりが先行していて，この領域に関心を持っている研究者はまだ少ないのが現状です．不妊治療中は，なかなか思うような結果が出ないことや，治療が長期化していくこと，自分の年齢が高齢化していき将来への不安も高まっていくことなどから，メンタル面への影響も非常に強く出てきます．不妊カウンセラーの存在など，不妊治療中でも悩みを相談したりアドバイスをもらうことができますが，まだまだ技術的な面のアプローチが主体でメンタル面へのサポートが十分行われている状況ではありません．今後，不妊治療におけるメンタルヘルスの問題ももっと重要視され，さまざまな研究が行われていくことが期待されています．

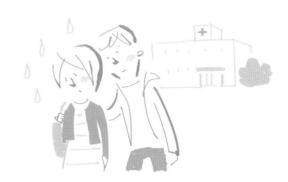

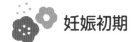 **妊娠初期**

　最近は，街中のドラッグストアで妊娠検査薬が手軽に購入でき，自分自身で妊娠したかどうかを確認することができます．そして，妊娠検査薬で陽性が出れば，近くの医療機関を受診します．つまり，妊娠がわかった時点で必ず医療機関に来てくれることになるので，妊娠初期のときは，これから母親となる女性に対して必ずアプローチできる最初の機会になります．

　医療機関を最初に受診する初診時の問診は非常に大切で，この時点でできるだけ多くの情報を得ておくことが必要です．その際に，後述するチェックリストなどを活用してみることもよいでしょう．また，1回の問診や面談だけで妊婦さんのすべての情報が収集できることはほぼありませんので，その後も機会や時間があれば，何度か問診を繰り返すことも大切です．

　特に，妊娠初期は妊娠した喜びばかりではありません．人によっては，妊娠自体への不安，パートナーとの関係によっては妊娠が2人の関係をどう変えていくのかという不安，最近だと妊娠自体，自分の今後の仕事や相手の仕事のこと，パートナーが複数いる，など複雑な社会背景も絡まって，妊娠を継続するかどうかなど苦渋の選択が迫っている方も少なくありません．

　精神疾患の既往歴のある方や現在治療中の方では，**表Ⅲ-1**のことについて，時間をかけて対応していく必要があります．

表Ⅲ-1　精神疾患合併または既往歴のある女性への妊娠初期対応

> Ⅰ．**生活習慣の検討**：禁煙，禁酒，食生活の改善などを患者・周囲の方々と検討（産婦人科，精神科）．
>
> Ⅱ．**妊娠に向けた薬の調整**（精神科）
>
> Ⅲ．**遺伝カウンセリングの検討**：必要に応じて遺伝カウンセリングを実施（産婦人科，精神科，遺伝診療科など）．
>
> Ⅳ．**出産・育児サポート体制の構築**：家族や周囲の方々との良好な関係性の構築を支援（産婦人科，精神科，行政）．なお，妊娠前の介入ができす妊娠後の相談となった場合にも，可能な範囲で，上記の介入を開始する．

（日本精神神経学会・日本産科婦人科学会監修：「精神疾患を合併した，或いは合併の可能性のある妊産婦の診療ガイド：総論編」2022．要約より）

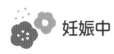

妊娠中

　妊婦健診は，妊娠の前半（妊娠22週前後）までは4週間に一度，妊娠後半（妊娠22週前後〜）は2週間に一度行われています．前半は月に一度しか健診がないため，妊娠うつなどは意外に見落とされてしまうことが考えられます．やはり，妊娠初期でリスク因子が気になった妊婦さんは，通常の定期妊婦健診以外にも，何らかの形で来院してもらって話をじっくり聞いたり，近くの保健所で対応してもらうなど，今後はもう少しきめ細かい対応をしていくことが求められていくと思われます．

　妊娠経過中においては，切迫流産や切迫早産，あるいは妊娠糖尿病や前置胎盤などの管理で入院する妊婦さんもいます．入院中は，メンタルヘルスのチェックを行うには非常によいチャンスだと考えられます．忙しく時間も限られた外来では，なかなか腰を落ち着けてゆっくりと話を聞いたり，説明する時間もとれませんが，入院中はそういった時間をゆっくりと確保することができるいい機会です．この入院という状況を最大限に活用して，これまでの既往歴や今後の分娩に対する不安，出産後の生活や育児などの不安をきちんとひろいあげて，こちらからも情報をしっかりと提供することが大事です．

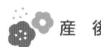

産　後

　もともと，分娩後1〜2ヵ月頃より，母親の体調やメンタルに問題がみられてくる人がいることから，1980年代に欧米で産後のメンタルヘルスに関心がもたれるようになり，その後多くの研究が行われてきています．その中でも，EPDSはとても簡便で産後うつのスクリーニング法として有用であることから，現在では多くの国で翻訳され使用されている自己チェック法として，日本でも多くの医療機関や保健所で使われています．しかし，産後のメンタルヘルスの問題は産後うつのみではなく，多くのメンタルの問題が混在しているため，安易にEPDSで産後うつだと決めつけてもいけません．最近では，産後に見つかってくる双極性障害（双極症）や産後の不安障害・適応障害，あるいは妊娠前からのメンタルの病気の再燃など，さまざまな可能性についても考えなければなりません．

　また，身体的疾患，例えば甲状腺疾患などの病気によってメンタルの症状が出ることもあるので，必ず身体的疾患がないかどうかの見極めも大事です．

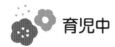 **育児中**

　そもそも母児相互作用は，将来の子どもの身体発育や脳の発達，アタッチメントにまで深く関連していることが知られています．昔は育児ノイローゼなどという言葉もありましたが，育児期間においてのメンタルヘルスの問題は，産後うつのみならず，さまざまなメンタルの問題が母児間の相互作用に問題を起こし，その後の子どもの健全な精神発達にも大きな影響を与えかねません．日本語でいうところの「愛着」には，母親（そして父親）が生まれた子どもに対して抱く情緒的絆であるボンディングと，子どもが養育者である母親（そして父親）にケアを求めるアタッチメントとがありますが，その両方ともが産後のメンタルヘルスの状態によって大きく影響を受けてしまいます．ボンディングに状態を評価する尺度としては「赤ちゃんへの気持ち質問票」(p.82参照)が日本語訳され，広く利用されています．

　少なくとも，産後の育児期間だけでメンタルヘルスの問題に対応するのは遅すぎます．妊娠中から，できれば妊娠前から正しい知識をしっかりと学び，妊娠する前からでも産後の子育て期間のイメージをしっかりと持った状態で妊娠していくことが大事です．おそらく，昔は良くも悪くも，女性は大人になると妊娠して子どもを産んで育てるのが仕事，という社会だったことから，知らず知らずのうちに周囲の子育て中の母親達から妊娠経過や産後のことも学んでいったのかもしれません．あるいは，体調がすぐれなかったり，気持ちが疲れてしまったときに，周りのサポートが自然に働いていたのかもしれません．現代では，そういうつながりが薄くなった分，情報や知識としてできるだけ早めに知っておくことが，周産期のメンタルヘルスの問題を予防する力になると思われます．

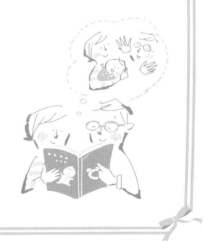

どうやってスクリーニングするか？

　診断を早くつけるためには，どうしたらいいのでしょうか？　すべての妊婦さんやすべての産後のお母さんに対して，一人ひとり詳細にチェックしたりすることは，現実的にはほとんどできることではありません．特に最近の周産期医療の現場は，医療内容が高度化して時間のかかることが多い上に，少しでも医療的な問題があると医療トラブルとなることも少なくないため，一人ひとりに十分な説明をする必要があることから，さらに多くの時間を取られることになります．

　そして，対応する医療関係者は医師をはじめとして，看護師や助産師なども十分な人数がいるどころか，近年その人数は少なくなっていく一方です．このような周産期の現場では，身体的な問題だけでも少ない人的資源の中で多くの時間を費やしてきちんと対応しているのがいっぱいいっぱいという状況です．そこに，精神的な問題も時間をかけて対応するのは，ほぼ無理な状況と思われます．

　したがって，お母さんたち全員一人ひとりと対応するのではなく，まずはリスクの高い人をそこから引き上げて，そのハイリスク群のお母さんたちに対して，時間をかけてきめ細かい対応をしていくようにしなければならないのです．そうすることで，少ない人的資源と時間の中でも，一人ひとりに時間をかけてしっかりと対応することがはじめて可能となり，早期発見もできるようになります．

　多くの妊婦さんや産後の母親からリスクの高い人を抽出するために，さまざまなスクリーニング方法が試みられています．例えば，リスク項目を一覧にして，それを参考にハイリスクの対象者を重点的にフォローアップしていく方法があります．あるいは，産後のうつに対しては，Whooleyの2質問法(p.79参照)やEPDSを用いてハイリスクのピックアップを行ったりすることもすでに多くの医療機関や保健所などで行われています．

　現時点での日本の医療機関や保健所においては，EPDSが広く用いられていますが，特にWhooleyの2質問法は，簡便であることと感度が高いこともあり，イギリスのNICEのガイドラインでは一次スクリーニングとしての使用の検討を推奨されています．わが国においても，今後メンタルヘルスの重要性が高まって広くスクリーニングが行われるようになっていくことを考えると，最初にWhooleyの2質問法で全産後

女性のスクリーニングを行ったのちに，EPDSによる二次スクリーニング，さらに専門家による診断へという流れができていく可能性が高いと考えられます．

チェックリストの利用

　リスクアセスメントによるリスクの高い人をピックアップする方法(表III-2)は，とても有用です．リスクの高い人をいかにフォローして対応していくかが大事なことです．そのため，どうやってリスクの高い人をピックアップするかですが，実際に現場ではさまざまな方法をとっているようです．どういう方法にしろ，できるだけ見逃しがないように，できるだけ多くの関係者と情報を共有できるような工夫をすることが大事です．

　例えば，周産期におけるメンタルヘルスのリスク因子を一覧表にして，外来や入院時，退院時や分娩時など，多くの場面と多くの対応した医療者がどの情報を聞いてあるか，どの情報がまだ確認されていないかなど，リスクチェック表で確認できるようにしておくこともよいかと思います．

　リスク因子として，家族歴や現病歴はもちろん，過去の精神疾患の既往や通院歴，あるいは摂食障害や登校拒否・出社拒否・長期病休などの有無，家族構成や仕事の状況，出産後に関わってもらえる人間関係の有無，経済的状況や学歴，妊娠時の状況や背景など多岐にわたってチェック項目を作っておくとよいでしょう．こうしたリスクアセスメントを活用することによって，効率的に情報を収集することができ，関わる

表III-2　リスクアセスメントの内容(周産期メンタルヘルス用)

● 家族歴
● 現病歴・既往歴
● 薬剤服用歴
● アルコールや薬物乱用の有無
● 妊娠の受容や状況・背景
● 家族構成，住居，就業，経済状況
● 相談協力相手，パートナーの協力，サポート体制
● メンタル面での問題(摂食障害，登校出社拒否，長期休業など)
● 現在の心配事

医療者が複数であっても取りこぼしが少なくなり，現場で情報を共有することで，早期発見や問題解決の早期化に大きく貢献すると思われます．

エジンバラ産後うつ病問診票（EPDS）の基本知識

実際にEPDSを使うにあたり，一般的な使い方と注意点を再度まとめてみたいと思います．具体的な運用や臨床現場での使い方は参考図書「EPDS活用ガイド」（p.85）を参照ください．

まず，どの時期で使用するかということですが，オリジナルでは産後1ヵ月前後での使用になりますので，日本でも従来の産後1ヵ月健診時に使うことがまずは一般的に推奨されます．最近では，産後の入院期間中や退院時，また退院後の2週間前後で使用する事例なども増えてきています．

そして，実際の使用については，本人自身が静かな場所でちゃんと記入できるような環境を提供することが大事です．施設によっては，なかなかプライバシーが保たれる場所を確保することが難しいこともありますが，家族や周りの目があるところでの記入は正確性に欠けてしまうこともあるので注意しましょう．

使用にあたっては，スクリーニング的に行う施設もあるかと思いますが，決して無理強いしないでください．担当者によっては，真面目に対応しているだけなのかもしれませんが，EPDSを受けることを拒否する母親に説得したり，全員が受けるものだから受けなければいけない，のような半ば強制的な施行になりがちなことも少なくあ

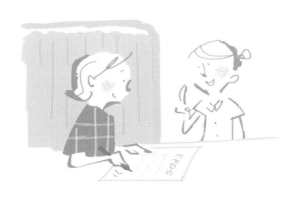

りません．EPDSはあくまでも自主的なものであり，自己チェック式の質問票です．また，すでに妊娠前からほかの精神疾患を持っていることがわかっていれば，基本的にはEPDSを行う必要はありません．

スクリーニング陽性だったときは？

　スクリーニング陽性だった女性に対する初期対応としては，何をしたらよいでしょうか？

　最初にすべきことは，スクリーニング陽性だった人に，妊娠中や産後におけるメンタルヘルスに関する情報をきちんと提供することです．

　周産期におけるメンタルヘルスの問題はまれではないこと，治療の有効性や安全性，起こりうるさまざまな可能性について，詳細にきちんと説明することが大切です．スクリーニングが陽性だけでは，まだきちんとした診断はついていませんので，その後にきちんとした診断もしなければなりません．しかし，陽性と言われたことで，本人は非常に否定的な気持ち，たとえば母親失格じゃないか？子どもを自分から取り上げて保護されてしまうのでは？自分自身が不甲斐ないせいなのか？など，新たな悩みや不安を与えてしまう可能性もあります．

　本人の同意が得られた場合は，パートナーや家族，友人知人や支援者などに情報提供を行って，周囲の方達の協力を促すことも重要です．

　また，リスク因子となるような状況はできるだけ排除するようにアドバイスするこ

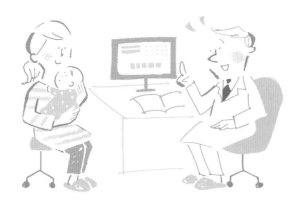

表Ⅲ-3　緊急性が高い場合

- 希死念慮が強いとき．
- 食欲低下が強く，衰弱がみられるとき．
- 焦燥感（いらいら感）が激しいとき．
- 外来治療ではなかなかよくならないとき．
- 自宅ではゆっくり静養できないとき．

（「産後うつ病早期発見・対応マニュアル」長野県精神保健福祉協議会より）

とが必要です．例えば，自分の時間を確保できるように周囲の協力を促してみる，空いた時間に十分な休養をとるように促す，きちんとしなければという気持ちが強い方には手抜きや周囲に頼ることも大切だと話をしてみる，などです．

　日本語版EPDSでは，岡野らの研究結果よりカットオフポイントを8/9点においています．これはオリジナルよりも低い点数になっています．この場合の陽性適中率positive predictive value (PPV)は0.50であるため，高得点者の中に産後うつが含まれる割合は約半数となるので，残りの半数はそれ以外の精神疾患であることになります．したがって，高得点であった場合の取り扱いですが，その特徴を十分熟知した上で活用していかなければなりません．例えば，10番目の項目の希死念慮が強い場合（表Ⅲ-3）はできるだけ早い専門家への相談が必要となりますが，そうでない場合は，再度問診を行って既往歴などの確認や今後のライフスタイルの指導や周囲への協力などを確認した上で，1〜2週間後に再度EPDSを行って確認することも必要です．再度高得点であった場合には，きちんと確定診断を行う必要がありますので，しかるべき施設や医療機関において構造化面接を施行することになります．

構造化面接（SCID）とは？

　Whooleyの2質問法やEPDSはあくまでもスクリーニング法の一つであって，診断法ではありません．スクリーニング陽性だった場合に，次は専門家によるSCIDにて診断を行う必要があります．

　SCIDによって，本当に産後うつなのか？あるいは，それ以外の精神疾患なのか？

の診断を行います．確定診断については，専門家の医師でなくても，きちんとSCID
のトレーニングを受けている医療者(助産師，保健師など)が行っていれば，診断結果
については差がないことも報告されています．地方などでは，精神科の専門家が少な
い事情もありますので，助産師や保健師などの医療者をきちんとトレーニングした上
で，SCIDを用いて診断していくことも今後必要になると思われます．

芸能人は「健康」が命？

　周産期のメンタルヘルスに関しては，なかなかオープンに語られることがまだまだ
少ないですが，海外の芸能人の中には，それを公表した人もいます．子役から世界的
な女優になったブルック・シールズさんは，第一子出産後に産後うつになったことを
公表して，本も出版されています．また映画「アイアンマン」シリーズにも出演してい
る女優のグウィネス・パルトローさんも産後うつだったと公表しています．外国では
有名人である女優や歌手の方が病気についてオープンに語る方もいますが，日本では
まだまだそこまでオープンにはなっていないようです．それでも，最近ではタレント
の優木まおみさん，女優の釈由美子さん，元モーニング娘。の市井紗耶香さんなどが
産後うつだったようです．

IV 周産期メンタルヘルスにおける連携

いつ，どこで，誰が，何を？

　周産期のメンタルヘルスにおいて，いつ，どこで，誰が，どんなことを対応していけばよいのであろうか？例えば，子宮頸がんの患者さんであれば，がんが見つかったとき，あるいは定期的な子宮頸がん健診を毎年行うことで，もし子宮頸がんが疑われた場合には婦人科の専門家のいる病院で婦人科専門医がきちんと診断や治療を行う，という流れを誰もが理解できることだと思います．しかし，周産期メンタルヘルスの場合，産科だけで話が完結することでしょうか？あるいは，精神疾患ということで精神科で診てもらえば済むことなのでしょうか？

❈ いつ，どこで？ (図IV-1)

　通常これまでの妊娠から出産，産後の流れは，妊娠中から出産，産後1ヵ月健診までは産科が，産後3ヵ月は乳児の健診を小児科が(このとき，母親の診察は行われま

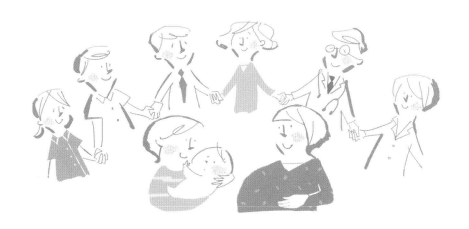

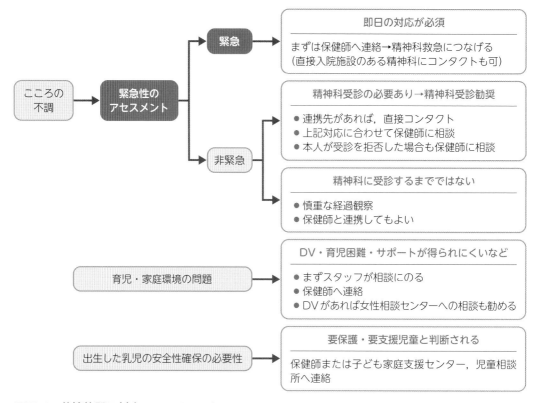

図Ⅳ-1　分娩施設用対応フローチャート

(立花良之：母親のメンタルヘルスサポートハンドブック─気づいて・つないで・支える多職種地域連携─. 医歯薬出版, 2016より改変)

せん)行っています. つまり, 出産後に退院して家に戻ってからは, 次の産後1ヵ月健診まで診察はありません. また, 1ヵ月健診後は2ヵ月ほど期間があいて産後3ヵ月に医療機関を受診することになります.

　産後1ヵ月健診といっても, 従来は身体的な問題をチェックするのが目的の診察でした. 具体的には, 産後1ヵ月経った時点で, 出血が多くないか？感染症などにかかっていないか？貧血はないか？産後の回復度合いに問題がないか？などです. この時点で, 母親が寝不足や身体の疲労感やメンタルの落ち込みなどを相談しても, 真剣に取り合ってくれることはほぼありませんでした. そして, 身体的に問題がなければ, この時点で産科的にはいったん終診, つまり定期的な診察は終わったことになります. 次に医療機関を訪れる機会は, 2ヵ月間あいた乳児健診となります. しかし乳児健診はあくまでも子どもの健診であることから, 母親が小児科医に自分の体調不良を訴えたとしても通常は診てもらえることはなく, あまりに調子が悪いようであれば元の産

科かメンタルが主たる症状であれば精神科を受診するように促されることとなります．精神科を仮に受診したとしても，この時期だと授乳と薬剤服用との問題が起こってきます．精神科からは症状に合わせて睡眠薬や安定剤，抗うつ薬などの処方が行われがちですが，これらの多くは授乳を止める必要が出てくると説明されてしまいます．母親としてはできれば服薬せずに授乳は続けたいと思う人が多いため，服薬されないことがしばしば起こってしまうのです．

✽ 誰が，何を？（図Ⅳ-2）

このように，単独で周産期メンタルヘルスの問題に対応して，解決することが難しいことから，関係するさまざまな機関や職種が情報を共有して連携をもちながら，問題を抱えている母親にとって一番いい方法をとることが必要となります．そして産後に初めて連携を取るのではなく，可能であれば妊娠初期からハイリスクの方を連携チームの中で共有していき，妊娠中から出産，産後すぐまでは産科で主に対応していくことになるでしょう．最近は，出産後に退院してから産後1ヵ月健診までの間，例えば産後2週間頃にフォローしていくことも行われています．さらに，1ヵ月健診から乳児健診まで2ヵ月ほど間があいてしまうため，ハイリスクの方たちは，産後1ヵ月健

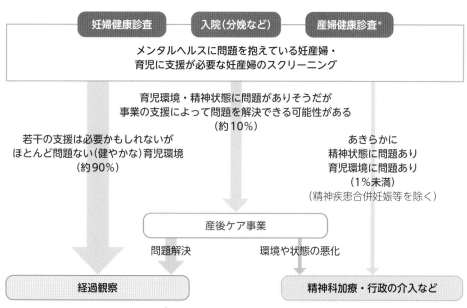

＊産婦健康診査でのスクリーニングは産婦健診事業化

図Ⅳ-2　産後ケア事業の役割
（産後ケア事業全国展開のための課題～日本産婦人科医会から～．日本産婦人科医会：第155回記者懇談会，2021）

診のあとも定期的にフォローしていくようなシステムの構築も必要になっていくと思われます.

　連携チームにはどのような職種が関わることになるのでしょうか. 妊婦さんや母親と家族をとりまく多くの医療スタッフや行政のスタッフが連携を密にとって支援していける姿が, 本来は理想的です. 現時点で考えられる職種としては, 産科の医師, 精神神経科の医師, 小児科の医師といった専門職, さらに産科病棟助産師・看護師, 外来助産師・看護師, 臨床心理士, メディカルソーシャルワーカー, 小児科や精神神経科の看護師, 薬剤師, 栄養士などの医療スタッフたち. そして, 地域の保健師や訪問看護師, 地域の福祉担当者・医療担当者, 民生委員など行政のスタッフから構成されると考えられます. もちろん, 地域によってこれらすべての多職種の方々が一堂に会することは難しいかもしれません. まずは, 周産期メンタルヘルスに必要な, 大事なサポート役の方々が中心になって連携チームを構成して, その後, 必要な職種の方たちにも加わっていってもらうことで, 大きな連携の輪が広がっていければよいでしょう. 周産期メンタルヘルスの問題を考えるにあたっては, 本当にさまざまな多職種の方たちの連携がなくては, 妊娠から出産, 産後の切れ目ないサポートは成り立ちません.

本人と家族・友人知人

　周産期メンタルヘルスの問題は, まず母親自身とその家族や親しい友人知人が正しい知識と情報を理解しておく必要があります. まだまだ, 周産期のメンタルヘルスについて正確な情報が一般の人たちには十分知れ渡っていないこともあり, 特に精神疾患と聞いただけで, 何か特別な病気に産後なってしまったと, 本人だけでなく周囲の家族も誤解することがあるからです. まず, 本人自身や周りの家族, 親しい友人知人たちに知っておいてほしいことは, 周産期のメンタルヘルスの問題は本人の努力が足りないとか根性がないといった本人の問題ではなく, あくまでも病気であり, 風邪をひくように誰でも問題が出てくる可能性があるということです. その上で, 本人の状況や状態に合わせた今後の対応などを理解して, 実行できるようにしていくことが大切です.

　妊娠・出産は母親本人にとっては人生の中で非常に大きな出来事です. そして, 生

まれてきた赤ちゃんと母親をまずパートナーや家族が受け入れるところからスタートしなければなりません．そこがしっかりしていれば，その後に起こるかもしれないさまざまな問題も，家族が一丸となって対応していくことが可能になるからです．

　そして，産後に母親自身が出すメンタルや身体的不調のサインは，一人ひとり違っており，さまざまな訴えや症状がみられます．その多くは，通常の産後の不規則な生活や慣れない育児による疲労からくるものと大きな差異がないこともあって，非常にわかりにくいという点があります．周産期のメンタルヘルスの問題は珍しいことであり，普通に産後生活をしていればなることはないのが一般的だと多くの方が思い込んでいると，せっかく母親が出しているサインも気がつかれることもなく，取り上げられることもなく，見過ごされてしまいます．周産期のメンタルの病気は決して珍しいことではなく，誰でも起こりうるんだ，という考えで注意深く日々観察していくことが大事です（図Ⅳ-3）．

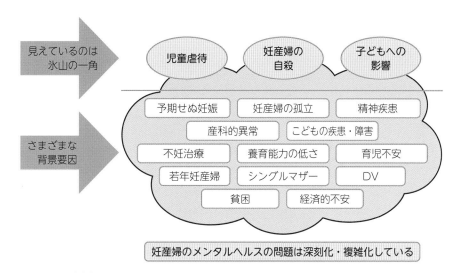

図Ⅳ-3　妊産婦のメンタルヘルスケアと自殺予防のために
（自殺による妊産婦死亡について．日本産婦人科医会：第179回記者懇談会，2023）

　実際に産後うつなどになってしまった場合には，まず母親の負担を少しでも減らしてあげることが重要ですが，この助けてもらいたいサポート内容もさまざまです．周囲が勝手にこうしてあげたほうが楽だろう，これをやらせないほうがいいだろうと判断して動いてしまうと，母親自身が逆に不安になったり精神的に落ち込んでしまう結

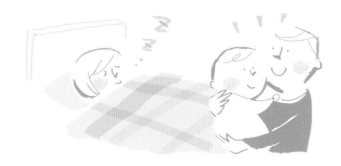

果になる恐れもあります．まず，どういったことを手伝ってもらいたいと感じている
のか，母親自身の気持ちを確認しながら，少しでも心身の負担が減るようにサポート
していくことが必要です．

　何はともあれ，一番大事なことは母親の心身に対する休息を十分確保して，少しで
も心身の疲れやストレスを解消してあげることにつきます．ちょっとした隙間時間に
1人で気分転換できることをしてもらうとか，不十分な睡眠を補ってもらうことなど
が，母親の状態の回復には一番必要なことなのです．

行政とのかかわり

　先述したように多くの職種が連携して対応していかなければならない周産期メンタ
ルヘルスの問題で鍵となるのは，行政の活躍です．行政の中でもさまざまな部門が存
在していて，それぞれが各持ち場の中で支援を考え，実行している現状があります．

　まず市町村の母子保健担当では，母子手帳の交付や乳幼児健診，家庭訪問（新生児
訪問）などを行っています（図Ⅳ-4）．これは母子保健法第11条に基づいて行われてい
ます．さらに市町村の児童福祉担当においては，乳児家庭全戸訪問事業（こんにちは赤
ちゃん事業）として4ヵ月までのすべての乳児のいる家庭を保健師・助産師などが訪問
して，養育相談や助言等の援助を行っています．これは児童福祉法第6条の3第4項
によって行われている事業です．養育支援訪問事業としては児童福祉法第6条の3
第5項により，子育てに不安を抱える家庭やさまざまな原因で養育支援が必要な家庭

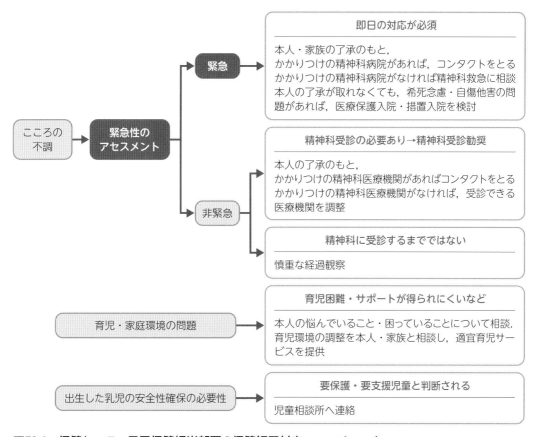

図Ⅳ-4　保健センター母子保健担当部署の保健師用対応フローチャート

（立花良之：母親のメンタルヘルスサポートハンドブック—気づいて・つないで・支える多職種地域連携—．医歯薬
出版，2016より改変）

に対して，訪問・援助や助言も行われています．特に，「出産後の子どもの養育につい
て出産前において支援を行うことが特に必要と認められる妊婦」を特定妊婦と定義し
て，2009年から特定妊婦への支援も位置付けられました．それに伴って平成26年
度からは「妊娠・出産包括支援事業」として，妊娠中から出産後まで切れ目ない支援事
業が行われるようになりました．

　市町村の障害福祉担当では，メンタルヘルスに不調のある母親本人に対して，自立
支援医療や居宅介護，訪問看護などが行われています．こうした支援事業は，地域の
保健所や児童相談所でも，母親の心の病気や元気さについて相談を受けたり，助言な
どの援助を行っています．特に子どもに対する虐待や障害，育児健康などについては，
児童相談所において相談援助活動が行われています．

社会の中の動き

　これまでは，妊娠という自然な出来事の中で，さまざまな問題は我慢して耐え忍ぶしかない風潮でした．実際，妊娠中の身体の不調や痛みについても，薬が使いにくいこともあって，出産までの間は横になって過ごすとか，寝ているしか対応できないのが状況でした．産後についても，産んで間もなくは眠れない，疲れがとれない，辛いなどは当たり前のことであって，誰もが経験することであるから「頑張りなさい」，「みんな同じだからね」というのが周囲の反応であり対応でした．当人たちが家族や知人友人に辛さを訴えても，それは産後に見られることだから仕方ない，という目で見られていました．医療機関でさえ，つい最近まではそのような対応のところもまだあったかと思います．

　しかし最近になって，医療機関はもちろんのこと，さまざまな団体や企業などが産後の母親を中心に，妊活中の女性や妊娠中の女性も対象としてサポートする動きがでてきました．マッサージやカイロプラクティック，鍼灸院なども以前は妊婦や産後の母親に対して敬遠傾向にあったものが，ここ数年は妊娠中や産後の心身の不調や痛みなどの解消を試みるところがどんどん増えてきています．

❇ カイロプラクティック

　カイロプラクティック chiropractic は，130年ほど前にアメリカのダニエル・D・パーマーによって創始され，現在およそ40ヵ国で国家資格を有する専門職として活躍しています．カイロプラクティックでは神経伝達の異常な場所（サブラクセーション）を正確に探して，それを矯正（アジャストメント）することにより身体に備わっている自然治癒力を向上させて，身体の機能を高める療法です．妊婦さんに対しても非常

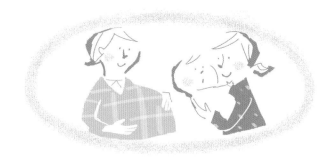

に有効で，マタニティカイロプラクティックとしてきちんと対応している施設も増えてきました．WHOでは補完代替医療として現在認知されている医療の一つです．残念ながら日本においては法的な資格制度がないため，自己流で整体とかカイロプラクティックなどと名乗っているところも少なくありません．できれば正式に欧米で国家資格を取得して日本で施行されているところを確認して受けられるほうがよいでしょう．

❊ 漢方・鍼灸

WHOで認知され補完代替医療として妊婦さんにも行われているものとして，漢方や鍼灸などの東洋医学があります．これらも，以前は妊婦さんに対しては漠然と行われていなかったようですが，最近では妊婦さんの心身不調の訴えに対して積極的に取り組んでいる施設が増えてきました．Ⅴ章で，日本における妊産婦専門鍼灸院「天使のたまご」について書いています（p.70 参照）．

❊ 陣痛タクシー

医療だけでなく，妊婦さんや産後の母親のニーズに応えるように企業がさまざまなサービスを提供するようにもなってきました．例えば，陣痛タクシーと称されるタクシー会社によるサービスも非常に好評です．それまでは，妊婦さんが陣発して医療機関を受診するためには自力で向かうか，自家用車などを利用するか，それこそ救急車を呼ぶことなどが手段として選択されていました．最近，いくつかのタクシー会社があらかじめ登録しておくと，陣発時に妊婦さん用に準備されたタクシーを配車するサービスを開始して，非常に好評となっています．

❊ 増えている産後の母親へのサービス

産後の母親に注目して提供されているサービスも数多く出てきています．大きく分けると2つの方向になっており，一つは情報の提供と共有，もう一つは具体的なサー

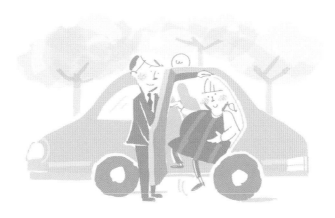

ビスの提供です．

　出産後は家の中から外に出て行く機会がほとんどない母親にとって，現在の核家族化や母体の高齢化は，昔のように家族や周囲の方たちから産後にアドバイスや声をかけてもらう機会が激減しています．子育て自体が初めての母親にとって，あるいは2人目，3人目であっても前回のときには経験しなかったことが起きたとき，日々の子育てで起きてくるさまざまな出来事とそれに対する不安は本当に大きなものです．こういった状況において，家族の中で実母や出産歴のある身内からの，あるいは先輩格の近所の母親たちからのアドバイスはとても安心できて助かるものです．本来であれば，そういった家族間の繋がりや地域コミュニティーがきちんと働いていることで，ある程度役割を果たしてくれるのですが，現在はその繋がりやコミュニティーが崩壊している状況であるため，それに変わるものが求められています．最近ではICT（information and communication technology：情報通信技術）によって，時間や場所に関係なく，誰もがすべてのものを通じてネットワークに繋がるユビキタスが，こうした母親と社会を繋げる大きな役割を果たしてくれるのではないかと期待されています．

　一方，母親に対する具体的なサービスの提供としては，例えば産後の母親の心身の負担を少しでも軽くするために，母児を一緒にみてくれる宿泊施設やデイケア施設などがあります．新しく設立されたところもあれば，既存の医療機関やホテルなどの施設に委託して行っているところなど，地域によってさまざまな工夫をこらしながら，対応できる場所を確保しています．費用についても，本来であれば1泊2日で5〜6万円，デイケア1日でも1万円前後と高額になってしまうものを，自治体が援助することで，多くは1〜2割の負担で済むことが可能になっています．

　自宅でなんとかしてもらいたいという要望に対しては，家事代行サービスが近年広く認知され活用されています．Ⅴ章で，日本でパイオニア的存在である「株式会社ベアーズ」について取り上げています（p.72参照）．

　後述の「最新情報」の章では，こうしたさまざまな周産期の女性に特化した団体や企業の例をいくつか取り上げています．まだまだスタートしたばかりのものや，以前からずっと活動されているもの，全国展開しているものもあれば，まだ都心部だけのものなどがありますが，今後広く全国で周産期のメンタルヘルスの問題に対応していくために，先駆的でさまざまな取り組みも参考にして知っておくことで，新たに地域のニーズにあった仕組み作りもできやすくなると思います．

イクメンも産後うつに！？

　以前は，産後のホルモンバランスの大きな変化が女性の産後うつの原因の一つではないかと考えられていましたが，最近ではホルモンによる影響より環境の変化による影響が主な原因であると考えられています．その理由の一つとして，産後うつは母親である女性だけがなるのではないからです．

　最近，日本の国立成育医療研究センターなどのチームが，子育てと仕事の両立への重圧などが背景にあると，妻の出産後に男性も約16％がうつ傾向を示したとの報告をしました．海外においても，数年前より妻の出産後に約10％〜20％の男性が産後うつになるとの報告が出ていました．やはり，男性も育児に関わっていくことで，仕事と育児の両方のストレスがうつ傾向を引き起こしていくと考えられます．

　日本ではようやく男性も育児に協力して一緒に関わっていく「イクメン」なる言葉も定着しつつありますが，女性と同様にパパも産後うつに気をつけていかなければならないことを知っておかないとなりませんね．

情報と知識

IV．周産期メンタルヘルスにおける連携

Ⅴ 民間のさまざまな試み

　民間でも，さまざまな企業や団体が妊娠中や産後の女性の手助けとなるようなコンテンツを提供してサポートしています．

　現在，とても注目されていて，多くの女性たちにとって役立つと思われるものについて，いくつか取材して取り上げてみました．まだ全国どこでも利用できるものではないものの，周産期メンタルヘルスに関する今後の新しい取り組みの一つとして期待できるものとして，著者の個人的な感想も加えながらまとめてみましたので，参考になればと思います．

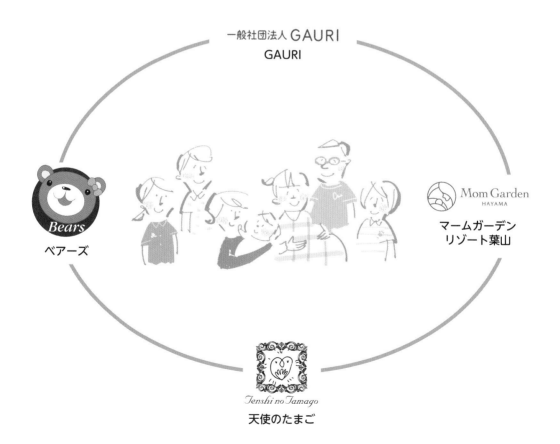

音楽が，親子を抱きしめる
「GAURI」

　2005年より産後うつや育児うつのケアとして，親子で幸せを共有する時間を届ける活動を開始．主に鎌倉に住む親子向けに無料で気軽に聴きにくることができるクラシックコンサートを開催しています．

　2018年より活動を非営利法人化し「一般社団法人GAURI」として周産期のメンタルケアや育児疲れのケアを目的とした，赤ちゃんが泣いても子どもが走り回ってもよい無料コンサートを，鎌倉での定期開催を中心として横浜や東京などでも開催している．

　音楽をカウンセリングとして母子共に癒される時間を提供し，赤ちゃんを抱っこする腕の中の温もりに，この子を待ち望んでいたときの気持ちを思い出しオキシトシンを出す時間を提供し続けている．

　コンサートに来る最初の目的は子どもの情操教育のためと入りやすく，入場無料にして構えずに通える状況を作っている．来てみた結果，連れてきたはずの母親が癒され，お父さんお母さんが笑顔で優しくなることこそが，子ども達の幸せとなる．近年問題となっている親から子への虐待も，親の心が癒されることで軽減されていくものと考えている．

　また，赤ちゃんが泣いてもよいとすることで，普段コンサートに行きたくても行けないでいる発達障害などのある子どもたちも，気軽に親子で音楽を楽しみに来ることができるようになっている．

　音楽に全身が包み込まれ，抱きしめられるような安らぎをみなさんに．

🏢 **会社詳細**

一般社団法人GAURI

〒248-0016

神奈川県鎌倉市長谷2-17-20

TEL：0467-22-6324

HP：https://gauri.jp

E-Mail：info@gauri.jp

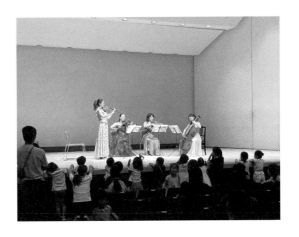

「ゆっくりママになれる場所」民間型産後ケアホテル
「マームガーデンリゾート葉山」

　2021年に日本最大の民間の産後ケアホテルとして，都内から車で1時間の神奈川県横須賀市にオープンしました．助産師をはじめ看護師，保育士などの専門スタッフによる24時間管理体制の元，出産後の母親と新生児に特化した質の高い充実した産後ケアの提供をしています．

　平均宿泊日数は約2週間，退院してすぐ入所する方が多く，長い人で1ヵ月以上の滞在も珍しくありません．

　出産は全治2ヵ月の交通事故と言われていることも世間ではあまり知られていません．特に昨今は出産年齢の高齢化，勤労妊婦，核家族化の増加により，日本独自の文化である里帰り出産や産後のサポートが望めない状況になっている人も増えてきています．心身の疲労や社会的な孤立から産後うつになる人も少なくありません．自治体の産後ケアもありますが，利用日数が決められていたり，制約がある部分もありすべての人に満足する産後ケアの提供には民間のノウハウや力も合わせて日本の産後ケアの充足が期待できます．

　マームガーデンリゾート葉山の特色は以下になります．

❅ 産後の身体をしっかり休みながら，育児のノウハウが学べる

　産後ケアで1番大事な部分は母親の休息と回復です．母親がしっかりと睡眠や休息を取るため，専門スタッフによる24時間赤ちゃんを預かるベビールームを完備．助産師による授乳指導や沐浴指導，ベビーマッサージ，産後の身体的回復プログラム，乳房ケアなどお客様に合わせたさまざまなケアや講座を実施．食事はおやつ，夜食を含めて1日5食．産後の養生や授乳に必要な栄養を考えたメニューを提供しています．

❅ リゾート空間で癒やされ，心身を整える

　出産後は急激なホルモン量の変化で，精神的に不安定な時期です．この時期にプロのサポートの元，余裕をもって育児に向きあうことで，少しずつ焦らずに"ママ"という存在に慣れていくことができます．ホテルには母親がリラックスして過ごせるよう，さまざまな設備を用意．館内には海の見える足湯，岩盤浴，ラウンジ，エステサロン，ニューボーンフォトスペース，カラオケなど癒しや楽しみなど，好きな時間に自分好みの産後の過ごし方ができます．

❈ 家族になるプロセスを尊重します

　父親や祖父母，上のお子さんも一緒に滞在できるのが，産院や自治体の産後ケアとの違いです．上のお子さんの専用キッズスペースがあるため，第二子以降のご宿泊もいただけます．また，ラウンジにはワークスペースがあり，滞在中のテレワークもOK．仕事と両立しながら家族も大切にすることができます．新たな命の誕生時に家族が誰一人として寝不足や無理をすることなく，笑顔で赤ちゃんを迎えることができます．心や身体の辛い時期だからこそ赤ちゃんを中心としたファミリーもケアの対象としています．

🏢 会社詳細

株式会社　マムズ（ホールディングスカンパニー　株式会社NSグループ）

取締役社長：斎藤睦美

所在地：〒169-0072 東京都新宿区大久保1-8-8

ホテル所在地：〒240-0107 神奈川県横須賀市湘南国際村1-4-3

TEL：046-857-6402

HP：https：//www.mom-garden.jp

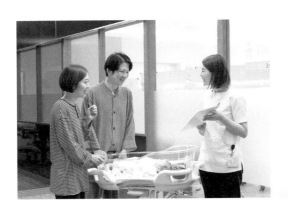
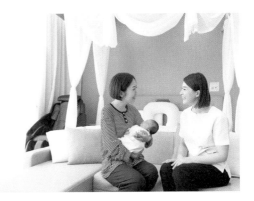

妊娠中から産後まで女性の心身を癒す東洋医学
「天使のたまご」

　2006年7月に妊活中，妊娠中から産後をトータルにサポートする鍼灸アロママッサージ院の草分け的存在として銀座にオープンしてから15年以上，多くの女性たちに利用され，現在，都内，湘南鎌倉など4店舗を展開しています．今でこそ多くの鍼灸院でも妊婦さんなどに対応していますが，まだ妊産婦に鍼灸が珍しい15年以上前から妊産婦専門として普及に努め，ここ最近では医療機関と一緒になって活動の場を広げている企業です．

　「天使のたまご」を立ち上げた鍼灸師で医学博士でもある藤原亜季代表は，「妊娠中は母親になる喜びや期待とともに，とまどいや不安を感じる方も多く，大きく変化する身体には痛みや違和感などのマイナートラブルも起こりやすくなります．しかし，妊娠中や産後のそのような症状に対して西洋医学では対応しにくいため，がまんを強いられがちです．そのようなときだからこそ，自然治癒力を引き出す鍼灸治療やアロマセラピーが有効であると考えました」と話してくれました．

　近年では，妊娠中のストレスが産後にも大きく影響することが医学的にもわかってきたため，メンタリティの改善をはじめ，心身のマイナートラブルを解消することは非常に重要です．こうした東洋医学である鍼灸を使って健やかなマタニティライフとゆとりある育児生活のためのサポートをしてくれることはとても大切なことだと思います．

　また，「不妊治療中の方には，妊娠しやすい身体づくりのために鍼灸治療を中心にアロママッサージなどを行い，血液循環を促進して冷えなどのマイナートラブルを解消し，自律神経系を調整することで慢性的な疲労感やストレスを解消します．妊娠中や産後の方には，鍼灸治療とアロママッサージを組み合わせ，リラクゼーションを兼ねた治療を提供しています．WHOで適応とされているつわりや逆子はもちろん，肩こり・腰痛・むくみ・骨盤ケア・腱鞘炎など，妊娠中や産後に起こりやすいマイナートラブルに対してひとりひとりにあった治療を行っています」とも話していました．開院から15年以上が経ち，臨床実績は5万件を超えたとのこと．その約7割は妊娠中の方ですが，最近は不妊治療中の方の来院が増え，約2割を占めているとのことです．

　妊娠中から始める育児支援としてマタニティケアの必要性が叫ばれ，認知は少しずつ広がりを見せていますが，まだまだ一般的ではなく，妊娠中や産後のメンタリティ

やマイナートラブルは「妊娠中だからしょうがない」と，軽視されがちです．そうした中で，東洋医学である鍼灸を使ったサポートはとても相性がいいと思われます．しかし，鍼灸治療が妊娠中に禁忌だといった誤った認識もまだあるため，妊娠中の鍼灸やマッサージの有用性と安全性について理解を深めてもらうための啓蒙と，正しい情報発信がまだまだ必要であり課題であると感じました．

　今後の抱負や展開についてうかがったところ，「理念は，『いたわり，つなげる』．新しい命を産み育む女性を大切にいたわり，人生でもっとも大きな出来事のひとつであるマタニティライフをサポートし，一人でも多くの女性によりよいマタニティライフを送ってほしいと願っています．そして，日本を母となる希望と幸せに満ちた豊かな社会にし，100年先の未来へ愛をつなげます．まだまだ妊産婦さんの辛い思いを解決する場は足りませんし，私たち鍼灸マッサージ師もまだまだ活躍する場があると感じています．今後は，医療機関と連携を取りながら周産期医療の一端を担うべく，鍼灸やアロマセラピーを女性のために役立てていくような仕組み作りを積極的に進めていきたいと考えています」と，おしゃっていました．

　妊娠中や産後の女性にとって，西洋医学では解決できないさまざまな問題を，今後は東洋医学という別な方法で上手に解決していければと再認識しました．

🏢 会社詳細

株式会社　天使のたまご

本社所在地：〒104-0061
東京都中央区銀座 1-4-4
銀座 105 ビル 5 階
TEL：03-3563-1045
HP：https://www.tenshinotamago.com

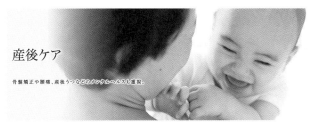

産後ケア
骨盤矯正や腰痛、産後うつなどのメンタルヘルスも重視。

家事代行サービスのパイオニア，妊娠と子育て期間の負担軽減に貢献「ベアーズ」

　1999年に家事代行サービスのパイオニアとして創業され，現在は東京を中心に札幌，神奈川，名古屋，大阪，福岡で約720社の法人と提携して，出産前後や子育て中のご家庭の暮らしに貢献している企業です．20年前の頃は，個人で家事を誰かに頼むという考えは一般的ではなく，それこそ女性は結婚したら主婦として家を守る，家のことをすべて行うことが当たり前の時代でした．それが女性の社会進出に伴い，結婚しても仕事を続けることが一般的なこととなり，さらには出産後も仕事復帰する女性も多くなってきており，個人においても，家のことを誰かにお願いして任せるニーズが生まれてきています．そんなニーズに応えるため，この会社のような家事代行を行う会社がいくつかでてきたのです．現在では子どものいる若い夫婦でも家事代行を利用して，男性も女性も仕事にがんばっている方がふえています．

　この会社の特徴は，まず会社で働いている社員自身が母親になったからといって，うしろめたさを感じたり，自信を失うような環境をなくす努力をしており，出産・育児休暇を経た産後の職場復帰は，本人の希望する働き方の形を尊重して，より輝けるベストな人事異動を行っているところにあります．今でこそ，多くの社員の方が次々と母親や父親になっているそうですが，数年前までは社員の結婚・妊娠・出産の絵が描けずにいたとのことです．

　家事代行という妊娠・出産，産後の家庭におけるサポートを仕事にしている会社の社員一同が，まずはそれぞれお互いの気持ちを分かち合ったり，先輩ママが後輩ママの相談にのる社風を作り上げているところが，本当に画期的で素晴らしいところだと感じました．

　企業理念として，「ベアーズは全従業員の幸福を最優先とし，感謝と思いやりを基にしたパイオニアスピリッツの集団となり，世の為，人の為に貢献する」ということを掲げられています．また「女性の"愛する心"を応援します」をスローガンに掲げ，企業ロゴには「絶対にあきらめない」という決意を込めた真田家の六文銭を起用しているそうです．

　社内においてまず自社サービスを社割価格で利用できることで，社員が気軽に使いやすい環境を作っており，近い将来は，託児所の設置や，女性のキャリア指導を進め

ていくことで，1人でも多くの女性のサポートと笑顔の創出に尽力されています．こうした企業努力が約720社の法人との提携を深め，各法人会員の妊娠・出産のサポートを強力に行っているのだと思いました.

🏢 会社詳細

株式会社　ベアーズ

所在地：〒103-0007　東京都中央区日本橋浜町2-1-1　田辺浜町ビル5～7F

TEL：03-5640-0211

フリーコール：0120-552-445

HP：https://www.happy-bears.com

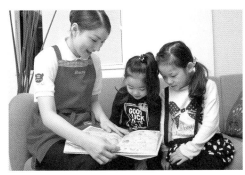

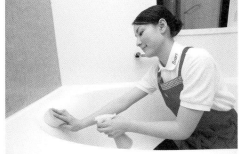

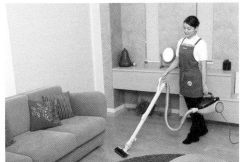

日中韓の床上げ1ヵ月事情

　昔は，自宅出産などをした母親は，その後約1ヵ月は布団を敷いたまま生活をして，産後1ヵ月を目途に布団を上げ(床上げ)，だんだんに家事をしていきました．昔の人の知恵で，産後の母体の体力の回復と，育児に集中できるように床上げ1ヵ月まで布団を敷きっぱなしにしていたんですね．

　実は，お隣の中国でも似たような風習があり，「月子(ユエズ)」と呼ばれます．これは，産後1ヵ月はできるだけ安静にして，水を使って洗い物をしたり入浴洗髪をしたりすることをさせません．そして，近年では一人っ子政策で家族単位が少なくなったため，「月嫂(ユエサオ)」という月子の間に産婦と新生児の世話をする専門の家政婦も登場し，活躍しています．

　もう一つお隣の韓国では，十数年前より赤ちゃんと一緒に入る「産後調理院(サヌチョリウォン)」といって，産後の体の回復をサポートする宿泊施設が一般的になっています．これも産後2週から1ヵ月くらい入所するようですので，日本の床上げや中国の月子と非常に似ていますね．このように国によっては社会全体が，産後の母親の体力や気力の回復をサポートしているんですね．日本でも少子化，核家族化が進んでいるので，このような産後1ヵ月をサポートする何らかのシステムや施設が今後とても必要になってきます．

❀ 資 料 ❀

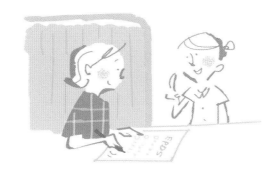

EPDS ってなに？

　エジンバラ産後うつ病質問票Edinburgh postnatal depression scale（EPDS）は，産後うつ病のスクリーニングを目的として国内外で広く使用されています．

　1987年にイギリスのCoxらが産後の母親向けに開発した自己記入式の質問紙で，現在，約60ヵ国語の翻訳版が作成されており，国際的に広く普及しています．質問票は10項目で，各項目それぞれ0，1，2，3点の4つから成り立っています（表1）．質問すべてに答える所要時間はおよそ5〜10分程度です．

　岡野らが1996年にEPDSの原型を翻訳して日本語版EPDSを作成しました．もともとの英語版では区分点12点/13点において利用されていますが，日本語版での区分点は8点/9点であり，9点以上で産後うつ病の可能性が高いとされています．近年では，日本でも外国人の出生数は徐々に増加しており，外国人の母親は日本の言語や生活習慣の中で妊娠・出産・育児に不安を感じる場合も多く，産後うつ病のリスクが高いと考えられます．厚生労働省は令和元年度子ども・子育て支援推進調査研究事業の中で「外国語版 EPDS活用の手引き」を作成しました．外国語版EPDSのダウンロード（https://mcmc.jaog.or.jp/pages/epds）も可能ですので，臨床現場で役立ててください．あくまでもスクリーニングであり，9点以上の高得点であれば産後うつ病と診断されるのではなく，あくまでも可能性が高いというだけです．高得点であれば，その後に構造化面接（SCID）を行って診断をきちんとつけることが大事です．また，点数も高得点であるほどうつ病の可能性が高いというわけではなく，当然偽陽性もあります．

EPDSの使い方

　EPDSの使用にあたっては，静かな環境の中で，本人自身が質問紙を読んで回答を行う必要があります．隣にパートナーや義理の母親などが一緒にいては，本人自身が回答しようとする状況で横からコメントやアドバイスなどをすることもあるので注意が必要です．また，隣で見ているパートナーに気を遣ってしまい，本音で回答をしないケースなどもあります．妊娠前から精神疾患など既往歴のある方は行う必要がありません．

　行う時期については，本来は，産後4〜6週の産後健診のときに用いられていまし

表1　エジンバラ産後うつ病質問票（EPDS）

エジンバラ産後うつ病質問票（EPDS）

母氏名 _____　　　実施日　　年　　月　　日（産後　　日目）

ご出産おめでとうございます．ご出産から今までのあいだにどのようにお感じになったかをお知らせください．今日だけでなく，<u>過去7日間</u>にあなたが感じたことに最も近い答えに○をつけてください．必ず10項目全部に答えてください．

例）　幸せだと感じた．

- （　）　はい，常にそうだった
- （○）　はい，たいていそうだった
- （　）　いいえ，あまり度々ではなかった
- （　）　いいえ，まったくそうではなかった

"はい，たいていそうだった"と答えた場合は過去7日間のことをいいます．このような方法で質問にお答えください．

1）　笑うことができたし，物事のおかしい面もわかった．
- （　）　いつもと同様にできた．
- （　）　あまりできなかった．
- （　）　明らかにできなかった．
- （　）　まったくできなかった．

2）　物事を楽しみにして待った．
- （　）　いつもと同様にできた．
- （　）　あまりできなかった．
- （　）　明らかにできなかった．
- （　）　まったくできなかった．

3）　物事が悪くいった時，自分を不必要に責めた．
- （　）　はい，たいていそうだった．
- （　）　はい，時々そうだった．
- （　）　いいえ，あまり度々ではない．
- （　）　いいえ，そうではなかった．

4）　はっきりとした理由もないのに不安になったり，心配した．
- （　）　いいえ，そうではなかった．
- （　）　ほとんどそうではなかった．
- （　）　はい，時々あった．
- （　）　はい，しょっちゅうあった．

5）　はっきりとした理由もないのに恐怖に襲われた．
- （　）　はい，しょっちゅうあった．
- （　）　はい，時々あった．
- （　）　いいえ，めったになかった．
- （　）　いいえ，まったくなかった．

6）　することがたくさんあって大変だった．
- （　）　はい，たいてい対処できなかった．
- （　）　はい，いつものようにはうまく対処しなかった．
- （　）　いいえ，たいていうまく対処した．
- （　）　いいえ，普段通りに対処した．

7）　不幸せなので，眠りにくかった．
- （　）　はい，ほとんどいつもそうだった．
- （　）　はい，ときどきそうだった．
- （　）　いいえ，あまり度々ではなかった．
- （　）　いいえ，まったくなかった．

8）　悲しくなったり，惨めになった．
- （　）　はい，たいていそうだった．
- （　）　はい，かなりしばしばそうだった．
- （　）　いいえ，あまり度々ではなかった．
- （　）　いいえ，まったくそうではなかった．

9）　不幸せなので，泣けてきた．
- （　）　はい，たいていそうだった．
- （　）　はい，かなりしばしばそうだった．
- （　）　ほんの時々あった．
- （　）　いいえ，まったくそうではなかった．

10）　自分自身を傷つけるという考えが浮かんできた．
- （　）　はい，かなりしばしばそうだった．
- （　）　時々そうだった．
- （　）　めったになかった．
- （　）　まったくなかった．

（The Royal College of Psychiatrists より許諾を得て転載）

資料

たが，現在では，妊娠前期から産後1年以上の期間の産後女性を対象としたスクリーニングツールとして，多くの医療機関や保健所などで広く用いられています．

　妊娠初期や妊娠中におけるEPDSの活用に関する試みも多くの施設から報告されていますが，その感度や整合性などをきちんと検討したものはありません．同様に，分娩の入院時や分娩直後あるいは退院前にEPDSを行う施設からの報告も出ていますが，その妥当性なども今後のさらなる研究結果が期待されているところです．

　最近では，分娩後の退院から産後1ヵ月健診までの期間が長いため，産後2週間で再度来院（産後2週間健診）してもらいEPDSなどを行ってスクリーニングすることも始まっています．

🌸 使うにあたっての注意点

　EPDSは自己記入式のため，スクリーニングとして簡便です．結果も点数化されているため，非常にわかりやすいこともあります．しかし，点数が高得点であることと産後うつの重症度などは関連がないことや，産後うつの診断ツールではないのに，学会発表や論文の中には「産後うつの診断はEPDSを使って行った」とか「～のほうがEPDSは高得点であり産後うつになりやすい」などの誤用も散見されるので注意が必要です．

　英語版のオリジナルは産後に用いてスクリーニングとして使いましたが，最近は産後にとどまらず，妊娠初期や妊娠期間中に用いられることも多くなっています．産後うつを早期に予見・発見するための簡便なツールがほかにはいまだないために，このEPDSが非常によく利用されていると思われます．

　イギリスのオリジナルのやり方で産後4～6週にスクリーニングをするだけでなく，分娩後の退院直前（産後3～4日）に行ってリスクの高い方を拾い上げる試みや，退院と産後1ヵ月健診の間の産後2週間に母乳外来などで母乳の状況をチェックする時にスクリーニングする試みなども行われています．一方，分娩前からスクリーニングツールとして利用できないかと，妊娠初期に行ったり，妊娠中期の頃に行っているところもあるようです．

　これらの各場面でのEPDSの利用はスクリーニング法として期待される反面，そのためには妊娠中や分娩直後などさまざまな場面でのEPDSのスクリーニングツールとしての感度や的確度など，検査がもつ信頼度をきちんと検討する必要もあります．

　今後ますます周産期のメンタルヘルスの問題が一般化して大きくなっていくことを考えると，EPDSに代わる新しいスクリーニングツールの開発も必要であり，望まれています．

Whooleyの2質問法

　Whooleyの2質問法は，うつ病の中核症状である2つの項目を取り出したものです（表2）．簡単さと感度の高さから，英国国立医療技術評価機構（NICE）の産前産後メンタルヘルスガイドラインではスクリーニングとして推奨されています．

表2　**2質問法（Wooley's two questions）**

Ⅰ	この1カ月間，気分が沈んだり，ゆうつな気持ちになったりすることがよくありましたか？	はい	いいえ
Ⅱ	この1カ月間，どうしても物事に対して興味がわかない，あるいは心から楽しめない感じがよくありましたか？	はい	いいえ

⇒2つの質問への回答のいずれかが「はい」であれば，抑うつ状態の可能性が高いと判断されるので，精神科への紹介を含めてフォローを検討する．

PHQ-2・PHQ-9

　もともと日常診療で多忙なプライマリケア医のために，短時間で精神疾患を診断・評価するためのシステムprimary care evaluation of mental disorders (PRIME-MDTM)がアメリカで開発されました．その後さらに実施時間を短縮させるためにPRIME-MDの自己記入式質問票（法）としてpatient health questionnaire-2 (PHQ-2)が開発されました（表3）[1]．

　PHQ-2は，過去1ヵ月以内に以下の質問のうち，1つを満たせばうつ病の疑いがあります．

　しかし，あくまでもスクリーニング法であるため，うつ病とは診断できません．その後は精神科の専門家にきちんと診断してもらう必要があります．この2つの質問で感度85〜94％，特異度82〜65％を誇るようです[2]．

　PHQ-2以外にも，プライマリケア医が日常診療において簡便にスクリーニングできるように，うつ病性障害に関わる9つの質問項目を抽出して作成された質問票，patient health questionnaire-9 (PHQ-9)というものがあります（表4）[1]．このPHQ-9で10点以上を陽性として判断します．

表3　PHQ-2日本語（2項目問診版2020）

この2週間，次のような問題にどのくらい頻繁に悩まされていますか？		
A．物事に対してほとんど興味がない，または楽しめない	はい	いいえ
B．気分が落ち込む，憂うつになる，または絶望的な気持ちになる	はい	いいえ

表4　PHQ-9日本語（2018）

この2週間，次のような問題にどのくらい頻繁（ひんぱん）に悩まされていますか？	全くない	数日	半分以上	ほとんど毎日
(A)物事に対してほとんど興味がない，または楽しめない	☐	☐	☐	☐
(B)気分が落ち込む，憂うつになる，または絶望的な気持ちになる	☐	☐	☐	☐
(C)寝付きが悪い，途中で目がさめる，または逆に眠り過ぎる	☐	☐	☐	☐
(D)疲れた感じがする，または気力がない	☐	☐	☐	☐
(E)あまり食欲がない，または食べ過ぎる	☐	☐	☐	☐
(F)自分はダメな人間だ，人生の敗北者だと気に病む，または自分自身あるいは家族に申し訳がないと感じる	☐	☐	☐	☐
(G)新聞を読む，またはテレビを見ることなどに集中することが難しい	☐	☐	☐	☐
(H)他人が気づくぐらいに動きや話し方が遅くなる，あるいは反対に，そわそわしたり，落ちつかず，ふだんよりも動き回ることがある	☐	☐	☐	☐
(I)死んだ方がましだ，あるいは自分を何らかの方法で傷つけようと思ったことがある	☐	☐	☐	☐

あなたが，いずれかの問題に1つでもチェックしているなら，それらの問題によって仕事をしたり，家事をしたり，他の人と仲良くやっていくことがどのくらい困難になっていますか？

全く困難でない	やや困難	困難	極端に困難
☐	☐	☐	☐

育児支援チェックリスト

　産後うつ病の発症にも，その後の増悪や持続にも，また育児と子どもの発達への影響にも，母親のメンタルヘルスの把握は非常に重要です．出産後におけるまわりのサポート状況や養育環境の要因などをしっかりと把握した上で，育児支援をしていくことが必要です．平成16年度厚生労働科学研究（子ども家庭総合研究事業）においては，出産後における質問票セットとして，①EPDS，②育児支援チェックリスト，③赤ちゃんへの気持ち質問票を併せて実施することを勧めています．

　この育児支援チェックリスト（表5）は，母親と養育環境の背景要因を考慮してリスト化されています．

表5　質問票Ⅰ　育児支援チェックリスト

　あなたへ適切な援助を行うために，あなたのお気持ちや育児の状況について以下の質問にお答えください．あなたにあてはまるお答えの方に○をしてください．

1. 今回の妊娠中に，おなかの中の赤ちゃんやあなたの体について，または，お産のときに医師から何か問題があると言われていますか．　　　　　　（はい　　いいえ）

2. これまでに流産や死産，出産後1年間にお子さんを亡くされたことがありますか．　　　　　　（はい　　いいえ）

3. 今までに心理的な，あるいは精神的な問題で，カウンセラーや精神科医師，または心療内科医師などに相談したことがありますか．　　　　　　（はい　　いいえ）

4. 困ったときに相談する人についてお尋ねします．
　①夫には何でも打ち明けることができますか．　　　　（はい　　いいえ　　夫がいない）
　②お母さん（実母）には何でも打ち明けることができますか．　　　（はい　　いいえ　　実母がいない）
　③夫やお母さん（実母）の他にも相談できる人がいますか．　　　　　　（はい　　いいえ）

5. 生活が苦しかったり，経済的な不安がありますか．　　　　　　（はい　　いいえ）

6. 子育てをしていく上で，今のお住まいや環境に満足していますか．　　　　　　（はい　　いいえ）

7. 今回の妊娠中に，家族や親しい方が亡くなったり，あなたや家族や親しい方が重い病気になったり事故にあったことがありましたか．　　　　　　（はい　　いいえ）

8. 赤ちゃんが，なぜむずかったり，泣いたりしているのかがわからないことがありますか．　　　　　　（はい　　いいえ）

9. 赤ちゃんを叩きたくなることがありますか．　　　　　　（はい　　いいえ）

（平成16年度厚生労働科学研究（子ども家庭総合研究事業）報告書より）

資料

赤ちゃんへの気持ち質問票（ボンディング）

赤ちゃんに対する情緒的な絆のことをボンディング bondingといいます.

出産後の母親の赤ちゃんに対する気持ちは，とても不安定で，みんなが赤ちゃんに対して愛しい気持ちを抱いたり，育児を楽しいと思うものではありません. 赤ちゃんに慈しみの気持ちや愛する気持ちが弱かったり，逆にイライラしたり，敵視するような気持ちが出てくる心理状態をボンディング障害と呼びます. 以前からこの状態は知られてはいましたが，1990年代になってから周産期メンタルヘルスの重要な問題として取り上げられるようになりました.

この赤ちゃんに対する母親の気持ちを評価するため，ロンドン大学研究所のKumar

表6　赤ちゃんへの気持ち質問票

あなたの赤ちゃんについてどのように感じていますか.

下にあげているそれぞれについて，今のあなたの気持ちにいちばん近いと感じられる表現に○をつけてください.

	質問項目	ほとんどいつも強く感じる	たまに強くそう感じる	たまに少しそう感じる	全然そう感じない
1	赤ちゃんをいとしいと感じる.				
2	赤ちゃんのためにしないといけないことがあるのに，おろおろしてどうしていいかわからない時がある.				
3	赤ちゃんのことが腹立たしくいやになる.				
4	赤ちゃんに対して何も特別な気持ちがわかない.				
5	赤ちゃんに対して怒りがこみあげる.				
6	赤ちゃんの世話を楽しみながらしている.				
7	こんな子でなかったらなあと思う.				
8	赤ちゃんを守ってあげたいと感じる.				
9	この子がいなかったらなあと思う.				
10	赤ちゃんをとても身近に感じる.				

（吉田敬子ら（2003）による日本語版）

とMarksらにより母親にとっては伝えにくい赤ちゃんへの気持ちの否定的な心境などを知ることを目的とした10項目からなる自己記入式質問票（**表6**）が作成されました．

　産後うつなどメンタルヘルスに問題のある母親では，わが子に対する気持ちが否定的になってしまうこともあります．また，産後うつではなくても，育児を楽しめなかったり子どもを愛くるしいと思えず悩むお母さんもいます．こうした母親は，日々の母子関係や育児に支障をきたすようになったり，子どもの心の問題にも関わってくることがあります．

　産後の母親の抑うつ状態と産後のボンディング障害とはとてもよく相関します．また，産後うつでなくてもボンディング障害を示す母親もいます．こうしたボンディング障害を少しでも早期に評価し，問題がありそうな母親に対しては，できるだけ早めに総合的な母親のメンタル面の評価と継続的な支援を立てることは，母児の両方にとって，とても大事なことなのです．

🔧 文献

1）村松公美子：Patient Health Questionnaire 日本語版シリーズ（PHQ, GAD）−うつと不安のメンタルヘルスアセスメント− 3-6, 2021.
https://n-seiryo.repo.nii.ac.jp/records/2014
2）吉田敬子監修：産後の母親と家族のメンタルヘルス. 母子保健事業団, 2012.

column

EPDSは万能？

　この10年間で「産後うつ」という言葉や，産後うつを見つけ出すための検査として「EPDS」がずいぶんと広く認知されてきていますが，果たしてEPDSはそれほど素晴らしいものでしょうか？ 確かに，とても簡単で，いつどこで誰が始めてもできて，結果が点数として表れてくるため理解しやすいツールではあります．事実，世界中の多くの国で非常によく使われています．

　しかし，EPDSはあくまでも「産後うつ」が疑われる人をピックアップするだけで，実際に高得点の人すべてが産後うつではなく，他の疾患であることもあります．また点数が低いからといって産後うつではないということではなく，その人のリスク因子の状況によっては将来産後うつになる方も少なくありません．決して万能ではなく，一つのツールとして上手に使うことが大切で，EPDSの点数だけが一人歩きしないように気をつけないといけませんね．

参考図書

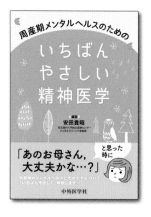

安田貴昭編著
「周産期メンタルヘルスのためのいちばんやさしい精神医学」
中外医学社, 2022.

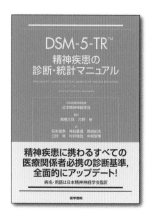

American Psychiatric Association (原著),
日本精神神経学会(日本語版用語監修)
「DSM-5-TR™ 精神疾患の診断・統計マニュアル」
医学書院, 2023.

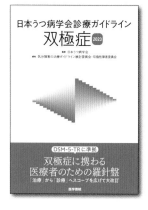

日本うつ病学会 (監修)
「日本うつ病学会診療ガイドライン 双極症 2023」
医学書院, 2023.

臨床現場で役立つ周産期メンタルヘルスに関わる本

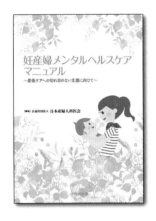

公益社団法人日本産婦人科医会（編集）
「妊産婦メンタルヘルスケアマニュアル：
産後ケアへの切れ目のない支援に向けて」
中外医学社，2021.

資料

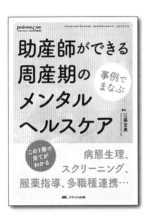

江藤宏美（編集）
「事例でまなぶ 助産師ができる周産期のメンタルヘルスケア：
病態生理，スクリーニング，服薬指導，多職種連携…
この1冊で全てがわかる（ペリネイタルケア2022年夏季増刊）」
メディカ出版，2022.

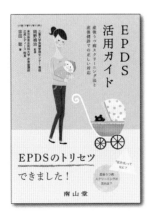

岡野禎治（監修），宗田 聡（著）
「EPDS活用ガイド：
産後うつ病スクリーニング法と産後健診での正しい対応」
南山堂，2017.

周産期と薬について詳しく調べるには

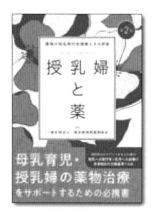

一般社団法人 東京都病院薬剤師会(編)
「授乳婦と薬 第2版：薬剤の母乳移行性情報とその評価」
じほう，2023.

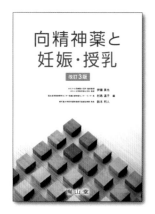

伊藤真也，村島温子，鈴木利人(編集)
「向精神薬と妊娠・授乳 改訂3版」
南山堂，2023.

母児のサポートを具体的に詳しく学びたいときに

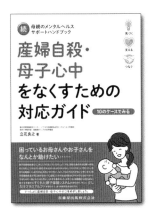

立花良之（著）
「続母親のメンタルヘルスサポートハンドブック
産婦自殺・母子心中をなくすための対応ガイド」
医歯薬出版，2021.

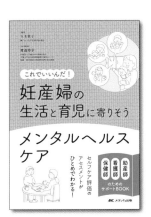

玉木敦子（編著）
「これでいいんだ！妊産婦の生活と育児に寄りそう
メンタルヘルスケア」
メディカ出版，2023.

ボンディング障害を詳しく学びたいときに

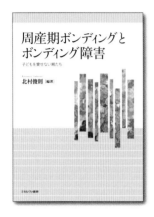

北村俊則(編著)
「周産期ボンディングとボンディング障害：
子どもを愛せない親たち」
ミネルヴァ書房，2019.

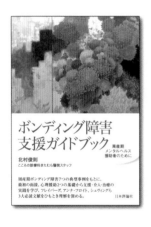

北村俊則(著)
「ボンディング障害支援ガイドブック：
周産期メンタルヘルス援助者のために」
日本評論社，2022.

おわりに

　冒頭の「はじめに」では，今回の改訂版を出版した理由をしっかり説明して書かなければいけないと思っているので，本書に対する考えや位置づけ，改訂のポイントなどを書きました．しかし，この「おわりに」のことは，実はすっかり忘れていて，今ちょうど最後の校正をしているときに，出版社の方から「おわりに」の原稿はいただけますか？と聞かれました．初版の時には，書籍の内容の総括や関係者・家族への感謝の言葉などを書きました．しかし，最近ではわざわざ書籍に関係者や家族への謝辞なども触れない傾向にあるとの声も聞こえてきます．そして何よりも，専門書である本書を，「おわりに」まで読む人がどれだけいるのだろうか？と疑問にも思えてきました．

　ということで，本書とはあまり関係ないことでもいいのかもしれない，と思いついて，少し個人的なことを書くことにしました．私事ではありますが，ちょうど今現在60歳の還暦を迎え，とてもありがたいことに日々臨床現場で仕事もさせていただいています．一昔前であれば，還暦を迎えるということは，仕事の第一線からは退いて，のんびり余生を旅行したりゴルフなど趣味を楽しむ毎日なのかもしれない年齢ですが，流石にこの頃は70歳くらいまでは仕事も続ける方が増えてきています．そんな日常において，昨年同じ南山堂さんから「周産期マニュアル」という大作な書籍の監修もし，本書と合わせて2冊もの本を出版することができました．人生にとって記念的な還暦に2冊の本を出版できたことは，本当に周りの方の協力や何よりも人とのご縁と巡り合わせがなければあり得なかったことなので，これ以上にない幸せなことだと思っています．人間生きていれば，さまざまな欲が出てくるようで，できれば60代のうちにもう何冊か本を出版できたら，というおもいも出てきました．特に一般の方が分かりやすい内容で女性のヘルスケア関連の本を出してみたいですね．

2024年3月某日　最終校正の合間

宗田 聡（1963年生　還暦）

著者略歴 ❊

宗田 聡 (SOHDA, Satoshi：そうださとし)
広尾レディース院長／茨城県立医療大学客員教授

医師・医学博士・産業医．
筑波大学産婦人科講師を経て，米国（ボストン）に遺伝医学研究で留学．
帰国後は女性の健康をトータルにケアするクリニックを開設．
日本周産期メンタルヘルス学会評議員．筑波大学・都立大学・東京慈恵会医科大学非常勤講師．
マームガーデンリゾート葉山医療監修．一般社団法人日本フェムテックマイスター®協会学術
理事．
著書に『周産期マニュアル』，『産後ママの心と体をケアする本』，『EPDS活用ガイド』，『31歳
からの子宮の教科書』など．

これからはじめる周産期メンタルヘルス

2017年 5 月 1 日　1 版 1 刷	©2024
2024年 5 月 10 日　2 版 1 刷	

著　者
　　　そうだ　　さとし
　　　宗田　聡

発行者
　　株式会社 南山堂　代表者 鈴木幹太
　　〒113-0034　東京都文京区湯島 4-1-11
　　TEL 代表 03-5689-7850　www.nanzando.com

ISBN 978-4-525-33652-3